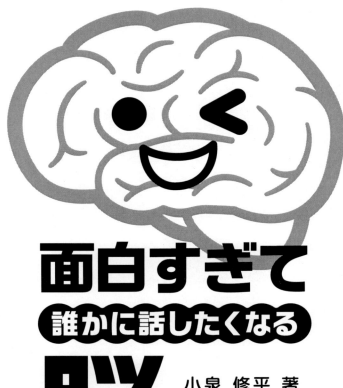

面白すぎて誰かに話したくなる脳のお話

小泉 修平 著

三恵社

はじめに

私たちの日常生活のなかでは不思議な現象がたくさんあります。

今回執筆するにあたり、Web上で全国の老若男女に対して「日常の不思議な体験」というテーマでアンケートを行った結果、「体外離脱の経験がある」「金縛りを体験した」「UFOらしきものを見た」「霊が見える」「嫌な人と思っていた人が死んでしまった」「泥酔していたのに自宅に着いていた」「デジャヴ」「正夢（または逆夢）を見た」「明晰夢を見る」「事故物件に住んだら怖い目にあった」「故人から亡くなる前後に挨拶があった」「パーティ会場で話していたら、遠くから私の名前が自然と耳に入った」「電車で居眠りしていても、降りる駅のアナウンスで目が覚める」など多くの事例が集まりました。

それらの事例はほとんどが「脳」や「意識」に関わる現象です。

そこで、本書では、この不思議な脳の特質を、科学的に解明することに挑戦しました。

そのため、認知心理学、行動経済学、脳科学、神経科学、量子力学、情報工学と、社会科学から医療科学、自然科学の分野に及ぶ学際的アプローチを試みた次第です。

ただ、「脳」に関する研究は健常者に対する実験が難しく、マウスなどの動

物実験に頼ることが多く、近年飛躍的に発展したとはいうものの、まだ不十分な水準だといえましょう。

そのなかでも、定説とはなっていない最新の学説も取り入れて、できるだけ分かりやすく解説しています。

第1章[生存脳]人の脳の最も重要な任務は、人を生き延びさせることだといいます。脳は、過酷なサバンナでも生存できるように、他人と協力し合うよう、群れからはぐれないよう、獲物を独り占めにしないようにしているのです。また、常に周囲の状況を把握できるよう、一所に注意を集中することができなくしています。

さらに、脳は不安や恐れの感情を抱かせ、事前に危険から身を守るように仕組んでいるのです。

第2章［困った脳］脳も時代に応じて進化してきているのですが、サバンナで狩猟採取活動をしていた頃のことが染みついているため、現代に合わない面もでてきました。

昔は、一人のリーダーが指示を出し、その他の者は労働に全力投球するのが大量のエネルギーを消費する脳にとって効率的だったのですが、現代においても、

指示を出してもらわないと何もできなくなってしまったのです。

　また、たくさんのものから選んだり、商品の質を細かく分析したりすることは苦手で、単純に高い値段のものはいいものと判断してしまう性格をもっています。

　第3章［幸せ脳］人は、幸せを感じ満足してしまうと生き延びることができません。従って、脳は幸せを他人と比べさせたり、熱愛期間を短くしたりして。なかなか満足させてくれないのです。

　では、幸せを感じるにはどうしたらよいのかを脳の特質からひも解いていきます。運のいい人と一緒にいる、笑顔を絶やさない、いつも胸を張った姿勢でいる、面白そうかどうかで決める、自分で自分を褒めるなどです。

　第4章［不思議脳］脳の不思議な現象であるデジャヴ、偽りの記憶、幻覚、選択的注意、金縛り、幽体離脱、呪力、心理的時間、別腹などについて、なぜ起きるのか、どのような条件で起きるのかを解説しています。

　第5章［意識脳］意識の問題は、未解明なことが多いのですが、意識の源泉と行先、集合的無意識、臨死体験、明晰夢、AI脳、それに当初は異説でしたが、最近の研究では有力説となった量子意識理論、意識のアップロードによるコピー人間、ゼロポイント・フィールド仮説、パラレルワールド仮説、シミュレーション仮説など最新の話題を取り上げてみました。

2024年初秋　　　　　　　　　　　　　　　　　著者　　小泉修平

[脳の構造] ＜断面図＞

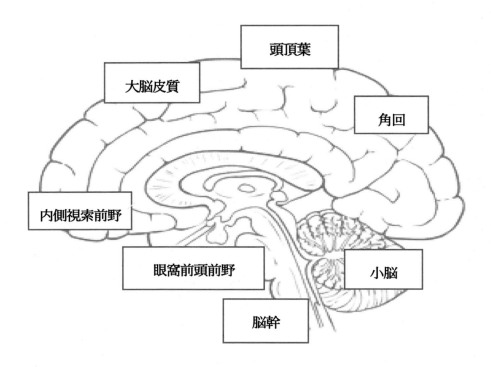

大脳皮質：知覚、言語、運動、感覚、本能的行動、情動などの神経中枢あり

内側視索前野：子育てに関与

眼窩前頭前野：意思決定をするための判断材料を統合

脳幹：大脳を支える幹

小脳：平衡感覚、運動と知覚の統合

角回：幽体離脱に関与

頭頂葉：感覚情報の統合

<正面図>

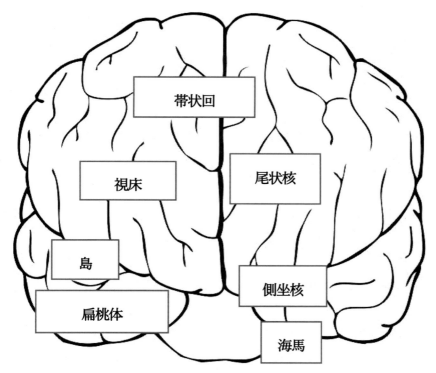

帯状回：大脳辺縁系と脳の各部位を結び付け

視床：感覚情報を大脳に送る、味の識別

島：味覚、痛覚、触覚

扁桃体：好き嫌い、恐怖や不安の感情

海馬：記憶、空間学習能力に関与

側坐核：報酬に対する期待を感じる

尾状核：意思決定や行動をコントロール

目次

　　　はじめに　　　　　　　　　　　　　　………　 1

第1章　生存脳

　1．ヒトが生きのびるために選んだ脳とは　………　12

　2．他人の不幸は密の味　　　　　　　　　………　14

　3．ライバルの成長を喜ぶ脳　　　　　　　………　16

　4．利他の心は好運を呼ぶ　　　　　　　　………　18

　5．お返しをしたがる脳　　　　　　　　　………　20

　6．愛した人に裏切られると憎さ100倍　　………　22

　7．仲間外れが怖くていじめに加担する　　………　24

　8．不安の感情は脳が発する警戒警報　　　………　26

　9．嫌な思い出は忘れない　　　　　　　　………　28

　10．脳は元々注意散漫　　　　　　　　　　………　30

　11．メタ認知が衰えると騙されやすくなる　………　32

　12．家族が一緒に住むと危険がいっぱい　　………　34

　13．チャレンジするには安全基地が必要　　………　36

　14．ネット社会では直感による判断は危険　………　38

　15．泥酔しても家に帰れるのは　　　　　　………　40

「生存脳」まとめ ……… 4 2

第2章　困った脳

16. 脳はギャンブル依存体質 ……… 4 4

17. わかっちゃいるけど食べてしまいます ……… 4 6

18. ストーカーの脳を覗いてみると ……… 4 8

19. 電車内は注意魔の天国 ……… 5 0

20. マザコン脳は大人になっても変わらない ……… 5 2

21. ヒトは本来浮気性 ……… 5 4

22. タレントの不倫は許しません ……… 5 6

23. 本来、脳は指示待ち族 ……… 5 8

24. 脳は功利主義者 ……… 6 0

25. 株式投資には不向きな脳 ……… 6 2

26. ブランドにすぐ騙される脳 ……… 6 4

27. 脳は努力することが嫌いです ……… 6 6

28. 自信がないので自分と約束を交わします ……… 6 8

29. 脳は選択肢が少ない方が歓迎 ……… 7 0

30. 脳はマゾヒスト ……… 7 2

31. あなたの痛みはわたしの痛み ……… 7 4

32. 右脳、左脳どちらが欠けても生きられぬ ……… 76

　　「困った脳」まとめ ……… 78

第3章　幸せ脳

33. 運のいい人、悪い人 ……… 80

34. 運のいい人と一緒にいると運は上向く ……… 82

35. 迷信も信じれば強運が舞い込むことも ……… 84

36. 運のいい人は皆早起き ……… 86

37. ストレスレベルを上げて苦難を乗り切る ……… 88

38. 脳は他人と比べて幸せかを判断する ……… 90

39. いつも胸を張っていると自信がつく ……… 92

40. なぜ勝負服は赤色なのか ……… 94

41. 面白そうかどうかで決める ……… 96

42. 自分で自分を褒めてあげたい ……… 98

43. 自分で選んだ方法だと成功する ………100

44. 作り笑いでも脳には笑顔と同じ ………102

45. 熱烈な恋愛も3年が限度 ………104

46. 人は見た目で判断する ………106

47. 幸福度のピークは82歳 ………108

	「幸せ脳」まとめ	……… 110

第4章　不思議脳

- 48. 雑踏のなかでも私を呼ぶ声が聞こえる ……… 112
- 49. 同じ景色でも人により見え方が異なる ……… 114
- 50. 脚を失っても義肢に痛みを感じる ……… 116
- 51. 注意を向けているもの以外は見えない ……… 118
- 52. 幻覚は誰でも見ることがある ……… 120
- 53. デジャヴはなぜ起こるのか ……… 122
- 54. 楽しい時間はあっという間に過ぎるのは ……… 124
- 55. 胎児は胎内で大人の話を聞いている ……… 126
- 56. 左側にえこひいきする脳 ……… 128
- 57. 脳が指令するデザートは別腹 ……… 130
- 58. 脳は呪力をもつのか ……… 132
- 59. 脳は偽りの記憶を創り出す ……… 134
- 60. 脳は警戒警報を出したがる ……… 136
- 61. 金縛りは脳のいたずら ……… 138
- 62. 幽体離脱は誰でも体験できる ……… 140

　　　「不思議脳」まとめ ……… 142

第5章　意識脳

63.	意識が宿るのは脳か心臓か	………144
64.	95%の決定は無意識が行っている	………146
65.	心停止後も数時間は意識がある	………148
66.	脳は太古の昔の記憶も引き継ぐのか	………150
67.	臨死体験は瀕死の脳の爆発的活動による	………152
68.	あなたは霊が見えますか	………154
69.	夢をコントロールする	………156
70.	私が私であることが分かるのは	………158
71.	意識の元はみんなとつながっている	………160
72.	脳は量子コンピュータ	………162
73.	ＡＩと脳が融合すると	………164
74.	あなたのコピーが実現する日は近い	………166
75.	宇宙の全情報が記録された場が存在する	………168
76.	あなたは別世界でも存在する	………170
77.	この世は全て仮想現実の世界	………172
	「意識脳」まとめ	………174
	参考文献	………175

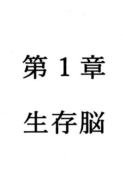

第1章

生存脳

人間の脳は、私たちを生きのびさせるために進化してきた。感情はそのための道具である
（アンデシュ・ハンセン）

1　ヒトが生きのびるために選んだ脳とは

　現生人類(ホモ・サピエンス)は、旧人類のネアンデルタール人と比して、体格が貧弱で腕力が弱く、足も遅く、その上、脳の大きさも小さかったといいます。

　ネアンデルタール人の脳の容量が平均 5,500CC なのに対し、現生人類は平均 3,500CC しかなかったのです。脳の容量や**脳化指数**（体重との関係の算出値）が高いことと頭のいいことは完全に連動するわけではありませんが。

　では、優位に立っていたはずのネアンデルタール人が滅亡してホモ・サピエンスが生き延びた理由はというと①燃費の悪い脳が小さかったため、比較的少ない量の食料で生きられ、また他の動物の食べ残しなど何でも食べて飢えを凌げた②力はないが、遠くまで飛ばせる投げ槍を開発し、獲物を捕獲することができた③骨で針を作り、衣類を縫い寒さを凌ぐことができた④短距離は遅かったが、長距離歩行には強く、食料や良き環境を求めて移動することができた⑤脳科学的には、計画性、社会性、利他性などを担

う**前頭葉の前頭連合野**の部分が大きかったからと云います。

●脳には共生の機能がある

つまり、脳にはヒトが生き残るために必要とする、次のような**共生**の働きがあるのです。

1）**不平等回避**（一部の人が食料などを独占してはならない）

2）**利他性**（他人のために尽くす）

3）**互酬性**（お互いに与え合う）

4）**信頼性**（他人を信頼し、裏切ってはならない）

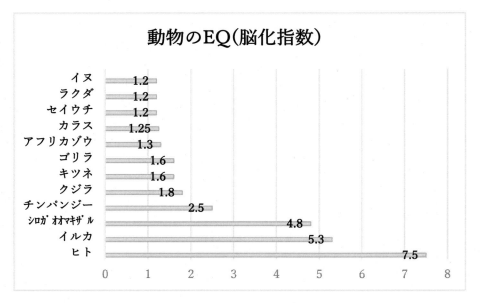

2　他人の不幸は密の味

　脳の「**不平等回避**」の感情に関し、放射線医学総合研究所の高橋英彦博士らの研究チームによる fMRI(磁気共鳴脳画像検査法)を使った実験があります。

　まず、平均22歳の男女19人に同年代の人が社会的に成功し羨ましい生活をしているシーンを見てもらいます。

　すると、妬みの回路である「**前帯状皮質**」の活動が活発になるのが fMRI で計測されました。

　次に、その成功した人たちが不慮の事故やパートナーの浮気で不幸になってしまったシーンを見せます。するとどうでしょう。

　今度は、快感を生み出す「**側座核**」の部位が活動することを観測したのです。つまり、脳が心地よいと感じていることがわかりました。

　このように、脳には「他人の不幸を喜ぶ気持ち」(「**シャーデンフロイデ**」)があるということです。

　「あなたは他人の結婚話と離婚話のどちらに興味がありますか」

というWebアンケートでは「結婚話」24.5％に対して、「離婚話」32.7％、「どちらも興味ない」が42.7％を占めました。

●結婚話より離婚話に興味あり

これを45歳未満の女性ということでみると、「どちらも興味ない」は22.9％に過ぎず、「結婚話」31.4％に対して「離婚話」の方は45.7％と半分近くを占めたのです。

まさに「他人の不幸は密の味」ということですね。

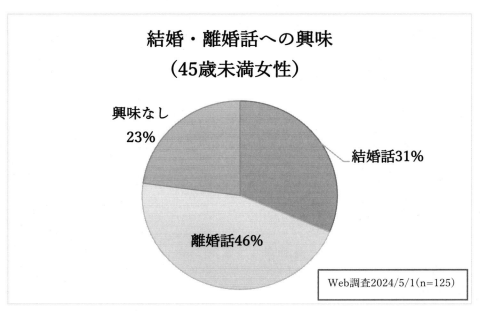

3　ライバルの成長を喜ぶ脳

　脳の「**不平等回避**」には、自分よりいい生活をしている人は引きずりおろしたいという感情と、逆に自分より悪い環境にいる人は引き上げたいという感情があるようです。

　後者には、エリザベス・トリコミ博士(米ラトガース大学)の研究チームによるfMRIを使った実験があります(「Nature」463)。

　A、Bの2人に30ドルずつ渡した後、くじ引きを引いてもらい「rich」の札を引いた者には50ドル渡します。

　この時点で両者にfMRIを入れ、ゲームを続行したのですが、Aの方が「rich」を引くことが多く、所得格差ができてしまいました。

　fMRIの方は、貧しいBが「rich」を引いたとき、Aの「**線条体**」の活動が観測されましたが、逆に金持ちのAが「rich」を引いたときは、Bの「線条体」に反応はなかったのです。

　この「線条体」は「**報酬系**」(報酬があったときに反応する部位)、言うなれば脳の喜びの回路ですから、貧乏な人の収入が増

えたら、お金持ちは気持ちがいいということになります。このように、人は自分より恵まれない環境の人に幸せが訪ずれたり、新入社員が育ってき仕事ができるようになったり、スポーツで切磋琢磨できるライバルが成長してきたときは、脳も喜びます。

身体障害者の施設に寄付をすると、気持ちがよくなるのも同じことです。

●追い抜かれると妬みに変わる

ただし、不幸だと思っていた人や、自分よりレベルが低いと思っていた人が、自分を追い抜いていってしまうと、一転「同情」から「妬み」の感情に変わってしまいます。

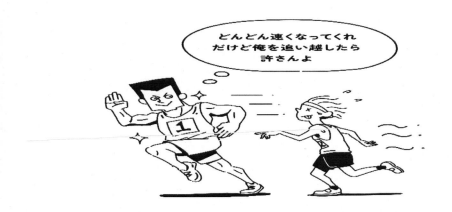

4　利他の心は好運を呼ぶ

　「利他性」とは、自分の利益よりも他人の利益を優先しようとする脳の感情です。「不平等回避」の場合は、自分より恵まれていない人が成功すると嬉しいのですが、自分より幸せそうな人に不幸なことが起きたときも喜びます。しかし、「利他性」の場合は、自分より幸せそうな人にいいことが起こり、一層幸せになった場合も喜ぶのです。この利他性は、元々、損得抜きで子供を育てられるように脳にセットされた感情でしょう。子供が喜ぶことが親の喜びということですね。

●陰徳は脳を喜ばす

　しかし、子供以外の他人に利他的な行動をした場合にも脳は反応します。もちろん、他人のためにいいことをして、人に「あなたは素晴らしい人間だ」と褒められると、「**線条体**」の回路が快感を生み出すのですが、誰にも見られることなく、誰にも褒められなくても、「**内側前頭前野**」という自己評価の部位が、「いいこと

したじゃないか」と、大きな快感が得られるのです。

　このような陰徳による脳の快感は、人が見ているところでの利他行動の何倍もの喜びを与えますが、さらには利他行動をとる人ほど好運に恵まれるという研究もあります。

　実際、利己的な考えの人は、皆に嫌われ誰も寄ってきませんが、利他的な人はたくさんの人と良好な人間関係が築かれるため運のいい人になるのでしょうね。

　ただし、他人の思惑だけを気にして、利他行動をとる人は、自己評価が悪くなり喜びを得られませんし、運のいい人になることはできないでしょう。

＜他人の幸不幸によるあなたの脳の感情＞

	不幸な人	幸せな人
不幸な出来事	「不平等回避」で同情して何とかしてあげたい	「不平等回避」で快感あり
幸運な出来事	「不平等回避」及び「利他性」で快感あり	「利他性」で快感あり

5　お返しをしたがる脳

　ヒトが食料のない時代を生き抜くには、他人からモノをもらったり助けられたりしたら、お返しをするということが必要でした。

　これを文化人類学では「**互酬性**」と云いますが、脳ももらいっぱなしでは、不快感が残り、お返しできて初めて快感を得ることができます。

　行動経済学では「**返報性**」といいますが、米国の心理学者デニス・リーガンの実験があります。

　学生（＝被験者）をAとBの2つのグループに分け、それぞれのグループのスタッフ（＝仕掛人）はコーラを買いに行きましたが、Aグループのスタッフは自分の分しか買ってきません。

　対して、Bグループのスタッフは学生の分も買ってきました。その後、スタッフが学生にチケットの購入を持ち掛けたところ、Bグループのスタッフの方が2倍売れたそうです。コーラをもらったお返しに購入する人が多かったということでしょうね。

わたしたちの日常生活でも、「プレゼントをもらったので、お返しをしなくては」「引越しを手伝ってもらったので、お礼をしなくては」「ご馳走になったので、次はご馳走しなければ」と、お返しをしなくてはと思うことが多いですね。

●トイレを借りたらお返しをする

　「あなたは、コンビニ等でトイレを借りたとき、買う予定のないものを買った経験がありますか？」というアンケートでは、「経験あり」と答えた人は、56.4％．女性に限ると 62.1％でした。

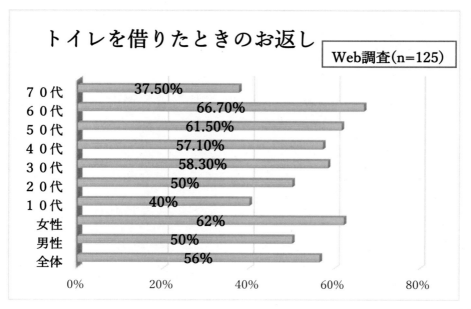

6　愛した人に裏切られると憎さ100倍

　ヒトがここまで生き抜いてきたのは、人間同士、時には他の動物たちとの**信頼関係**に支えられていたからです。脳内物質である「**オキシトシン**」が分泌されると、相手への信頼感や安心感が醸成されます。これは脳の**視床下部**で合成され、**下垂体後葉**から分泌されるのです。

　米ベイラー大学のモンタギュー博士の研究は、「**信頼ゲーム**」を使った実験でした。このゲームのルールは、Ａが無一文のＢにお金を渡すと、そのお金は3倍に増え、そのうちの一部はＢからＡに返済されるというものです。これを10ラウンドやりますが、Ａは全くお金を渡さなくてもいいし、Ｂも全く返済しなくてもいいとします。

　Ａとしてはたくさんの額を渡すほど、多額のお金が返ってくる可能性がありますが、もしＢがほとんど返さなければ大損をすることになってしまうのです。

　実験では、Ａが高額を提示すると、Ｂの「**尾状核**」の部位が活

性化し、返金額も増え始めました。これは、BがAを信頼し始めたということになります。

さらに、Win―Winの関係でゲームが進行していくと譲渡金額が提示される前に「**尾状核**」が反応することが確認できたのです。

●信頼が突如失われると

Bの返金額は平均で40％程度なのですが、この「信頼ゲーム」のAを被験者、Bを仕掛人にし、Aが信頼して高額のお金をBに渡したところで、突如Bが返金を止めてしまったとします。

すると、被験者Aの「**線条体**」の部位が激しく活動し、裏切り者のBに大きな罰が与えられてはじめて大きな喜びを感じることとなったのです。まさに「信頼していた人に裏切られると憎さ100倍」ということですね。

＜信頼ゲーム＞

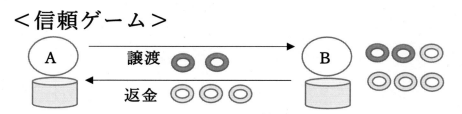

7　仲間外れが怖くていじめに加担する

　ヒトに限らず、社会生活を営んでいる生き物は、仲間と協調していかないと、安全も食料も確保できません。

　そのため、脳には「**協調性**」という機能がセットされています。

　ヒトが、学校でも職場でも協調性ある行動をとるのは、一つには所属している組織での評価が上がるからです。小学校の通知表にも、会社の人事考課表にも「協調性」という項目がありましたね。

　二つ目は、もし協調的行動をとらないと、他から非難され、組織から排除されるという罰が与えられるからです。

●**協調性が要求される日本社会**

　大阪大学社会経済研究所では、被験者に集団で「**公共財を作るゲーム**」をやってもらいました。

　このゲームは、公共財に投資をすると利益を得ることができますが、公共財ということで、投資をしない人も利益を得られると

いうものです。

ゲームを始めると、ただ乗りは許さないということで、自分の利益が減っても、相手の利益を減らそうとする意地悪（「スパイト」）をする行動が出始めました。

しかし、この人の足を引っ張る行為が非難されるようになると、仲間はずれになる恐怖を生み出し、以前より協力的になったとのことです(大竹文雄著「脳の中の経済学」)。

会社においても、皆が協力し合って仕事をすることは、成果を上げるために重要なことなのですが、不正が行われていた場合は、マイナスに作用することがあります。

個人的には悪いことだと分かっていても不正の隠蔽に協力しなければ、「組織人としては失格」ということで、左遷の憂き目にあい、ときには職を失うことになるからです。

子供たちの社会でも同じようなことが起こります。

万引きやいじめは、許されない行為であることは十分に分かっているのですが、もし拒んだり、告げ口をしたりすると、仲間外れにされるだけでなく、いじめの対象となってしまうのです。

8 不安の感情は脳が発する警戒警報

　脳が「**不安**」を感じることも、ヒトの生存にとって重要な機能です。

　迫っている危機を事前に感知することにより、リスク要因を探し出し、早めに排除するために必要となります。

　言うなれば、「不安」の感情というアンテナによって警戒心を強め、危機を回避する準備行動をとらせることにより生存確率を上げるのに役立っているといえましょう。

　フィンランドのトゥルク大学のマシュー・ハドソン博士の研究チームの実験というのは、被験者にホラー映画を見せて、その時の脳の状態をfMRIで測定するというものでした。

　「不安」の段階では、周囲の状況を注意深く観察し、恐怖を感じる原因を見つけるために、脳の視覚や聴覚の部位が活動することがわかりました。

　一方、差し迫った「**危機**」の段階では、危機の内容を評価し、逃避行動を促すべく、**脳幹、視床、扁桃体、帯状回**の活動が増え

たとのことです。

●不安の段階で、危機に対する備えを指示

また、不安を感じる段階と、突然の危機に陥った場合とでは、ニューロンの回路は異なるものの、前者は後者に関連する領域を活発化させています。

つまり、脳は、不安の段階で、いざとなったらすぐに行動に移せるように準備しておけと指令を出していることになるのです。

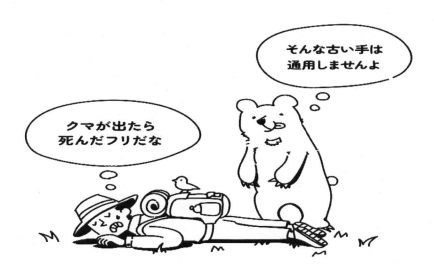

9　嫌な思い出は忘れない

　ヒトは、怖い思いをしたときのことは、詳細に観察してよく覚えています。子供のときに集団でイジメに合った人は、大人になってからでもその時の様子を鮮明に覚えているものです。

　相手がどんな服装であったか、何を手にしていたかまで覚えており、それがトラウマにもなると云います。

　ヒトは他の生き物と違い、記憶の手段としては言語もあるのですが、切羽詰まった段階では、動物と同じように**イメージ**で覚えているのです。

　これも人が厳しい自然環境のなかで生き抜くための脳の機能の一つであり、脳は危機に際して、切り替えスイッチである「**外側前頭葉**」の部位で、言語による認知能力から原始的なイメージによる認知能力に切り替えていることになります。

●危機のときはイメージで覚え、幸せなときは言語で覚える

　ワシントン大学のマーカス・ライクル博士は、脳の感情と認知

能力の関係についてホラー映画のビデオを使った実験を行っていますが、これは被験者にホラー映画のビデオを見せた後、顔写真の記憶テストと単語の記憶テストをするというものです。

結果は、顔写真の記憶テストの成績は非常に良かったのですが、単語の記憶テストの方は散々な成績でした。

次に、被験者にハッピーエンドで終わるビデオを見せ、同じようなテストをしてもらいました。

すると今度は逆に単語の記憶テストの方が成績は良かったのです。

この実験で、ヒトは、怖いときにはイメージ脳が記憶し、幸せなときは、言語脳が記憶することがわかったといいます。

＜イメージ脳と言語脳＞

	怖いとき	ハッピーなとき
人	イメージ脳が記憶	言語脳が記憶
動物	イメージ脳が記憶	

10　脳は元々注意散漫

　古代ギリシャの哲学者タレスは、夜空を見上げて天文の観察に夢中になり穴に落ちてしまい、側にいた女性に「学者というものは、遠い星のことはわかっていても自分の足元のことはわかってないのね」と笑われたという話が残っています。

　発明や発見のためには「**集中力**」を高めることが重要ですが、脳は元々注意を分散するようにできているのです。

　それというのも、人類が過酷な自然環境のなかで生命の安全を守るには、常に周囲の状況に注意を向けることが必要だったからでしょう。

●集中していたために殺されたアルキメデス

　教科書にも出てくる「アルキメデスの原理」で有名なアルキメデスは、砂の上に図形を描いて考え込んでいたところ、ローマ兵に名前を聞かれ無視したため、殺されてしまいました。

　この時のアルキメデス最期の言葉が「私の円を壊すな」であっ

たとのことです。

　このような危険に遭遇しないために、脳の「**帯状回**」には、一つのことに集中しすぎないよう視覚や聴覚などの感覚器を通じて矛盾を検出し、脳に注意を与える機能があります。

　逆に、集中力を高めるためには、画像や音、温度、光、景色、匂いなど集中力を乱す条件をなくして、**脳の「帯状回」が反応しにくい環境**をつくればよいということになりますが、今、集中力に最も悪い影響を与えているのが「スマホ」です。

　スマホを使うと、脳が報酬を期待したときに放出されるホルモンである「**ドーパミン**」が大量に分泌され、集中力がなくなるといいます。

　脳の報酬メカニズムである「①新しいもの好き(アプリ立ち上げやページをタップする度に新しい情報が飛び込む)②期待(ソーシャルゲームのガチャなど何か起こるかも)③可能性(チャットやメールなどで大事な連絡がきたかも)」をハッキングし、ドーパミンを放出するからなのです（A・ハンセン著「スマホ脳」）。

　さらにスマホは、記憶力の低下や睡眠障害の原因ともなります。

11　メタ認知が衰えると騙されやすくなる

　ヒトが危機に臨んで、適応して生き延びるには、自らがどのような状況に置かれているのかを客観的に的確に把握すること（「**メタ認知**」）が必要となります。

　現代においても、山で遭難した場合も同じことがいえましょう。

　これから寒くなってくるのか、雨が降ってくるのか、そのための準備はできているのか、救助隊に連絡はとれているのか、救助隊がくるまでには、どれくらいかかるのか、残っている食料や水はどれくらいかなど、自分の置かれた状況を正確に把握できていないと助かりません。

●メタ認知が低下するとメディア情報に左右される

　この「**メタ認知**」を司るのは、脳の前頭前皮質の「**DLPFC(背外側前頭前野)**」という計画性、論理性、妥当性を判断する部位です。一方で、脳は効率的にエネルギーを消費するために、考えるのをサボタージュして正しい判断をしないこともあります。

安易にメディアの情報に左右されたり、周囲の意見に感化されてしまったり、他人の不確かな情報を信じてしまったりするのです。人は、他の人と同じ行動をとっていれば安心（「**ハーディング効果**」）という性格もあるので余計です。

　特に、集団に属する場合は、その集団の持つ雰囲気に染まってしまったり、あるいは権威ある者に服従したり（「**服従の心理**」）、さらには集団のなかの多数意見に同調してしまう（「**同調圧力**」）ことにもなります。

　このような「メタ認知能力」が低下した状態になると、自分の置かれた状況が客観的に把握できないことになり、結果、人に騙されやすくなるのです。

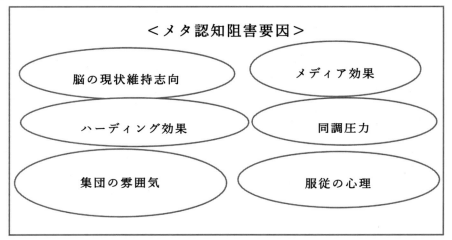

12　家族が一緒に住むと危険がいっぱい

　人間が環境に適応して生きていけるよう、脳は人間同士が群れをなし助け合うことを望んでいます。そのため、同じ空間に長くいると「**オキシトシン**」の濃度が高まり、仲間意識が強くなるのです。一方で、危険な動物に襲われないよう、危険度に応じて一定の距離をとります。この領域（「**パーソナルスペース**」）に他人が侵入すると、脳の「**扁桃体**」の部位の血液量が増加し不快感をもつのです。

　この「パーソナルスペース」は、次の4つに分類されます。

① 親密ゾーン（恋人や家族）半径50cm以内

② 対人的ゾーン（友人、知人）半径50cm～1m

③ 社会的ゾーン（上司と部下等社会的人間関係あり）1～3m

④ 公的ゾーン（その他、人間関係なし）3m以上

●トラブルは身内ほど多い

　しかし、実際には、この「パーソナルスペース」が近い人ほど、

トラブルが起きています。殺人事件の62.6%は、①の親密ゾーンの親族(配偶者、親子、兄弟姉妹など)や元配偶者、交際相手との間で起こっているのです。

これは、相手への期待度が高くなる結果、見返りを求めたり、冷たくされると憤慨したりするためでしょう。

親子だから、兄弟だからという理由だけで、一緒に住むとトラブルに発展することが多いようですね。

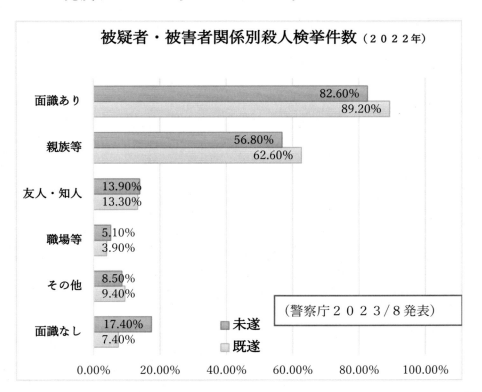

13　チャレンジするには安全基地が必要

　人間に限らず、動物は生存のために新しい可能性を求めて、厳しい自然環境に立ち向かいますが、それにはいつでも帰れる「**安全基地**」(Secure Base)が必要となります。

　この「安全基地」は、アメリカの心理学者メアリー・エインスワースが1982年に提唱した人間の愛着行動に関する概念ですが、子供は、親との信頼関係によって生まれる心の安全基地の存在によって、「親は必要なときはいつでも助けてくれる」「自分は親からいつでも守ってもらえる」と感じ、安心して外の世界で新しいことを探し求めると云います。

　イギリスの児童精神医学者ジョン・ボウルビィは、第二次大戦の後、児童福祉施設でボランティア活動をしていましたが、問題を起こす児童の多くは、幼いときに、この安全基地が与えられなかった者だったということです。

　従って、子供の発達には親による愛着の感情が欠かせないといいます。

そして精神療法においては、治療者が安全基地の役割を果たし、患者が安心や自信を身につけるよう援助することによって、心の拠り所となる内的な安全基地を築く手助けをすることが重要だと述べているのです。

●セーフティネットワークが強固なほど挑戦できる
　この安全基地は児童に限りません。
　大人の場合でも、大きなチャレンジをする人ほど、心の安全基地、つまり拠り所が必要なようです。
　発明・発見に全力を傾けている研究者にとっては、所属する大学などの研究機関や研究室がそれに該当するのでしょう。
　この安心と挑戦のバランスをとるのは、脳の大脳皮質の下にある**「大脳辺縁系」**を中心とする**感情システム**ということになります。
　失敗してもやり直しがきくというベンチャー向けセーフティネットが整備されていればこそ、起業家はどんどん新しい事業に挑戦できるというものです。

14　ネット社会では直感による判断は危険

　人間の脳には、「**速い判断システム**」と「**遅い判断システム**」の2つがあります。

　危険な動物と遭遇してしまったり、獲物を見つけたりしたときは、**直感**(動物的勘)ですぐに判断しなければならないので、「速い判断システム」を使わなければなりません。

　一方、誰をボスにするか、どんな住まいや道具を作るかというところでは、情報収集を十分に行い、じっくり検討して意思決定をくだす必要があります。「遅い判断システム」ですね。

　この2つの判断システム(「**二重過程理論**」)をいかに使い分けるかが生存に大きくかかわってきます。直感は、「**線条体**」や「**小脳**」の脳部位が関与していますが、誰と仲間になるかの判断でも、直感でいうと、見るからに筋骨隆々の人の方が、危険なときは助けてくれそうだ、肉類をたくさん食べていそうなので、猟もうまそうだ、ということになりますが、実際はそうでないことも多いですね。時間があれば、論理的に判断する方が間違いないのです。

●直感による答えは間違っていることが多い

翻って現代では、膨大な情報量となりましたが、ビジネスの場では迅速な意思決定が求められています。

いちいち情報をチェックしていては競争に負けてしまうからでしょう。しかし、情報が多いからといって、ぱっと目にはいった情報やわかりやすい情報に飛びついて判断を下していると、騙される可能性も高くなります。いまや、ネットではフェイク情報が氾濫しているのですから。

試しに、次の問題をやってみてください。

> ＜問題＞あなたは、罹病率1万分の1の病気の検査を受けたところ、陽性と判定されました。ただし、擬陽性（病気ではないのに検査では陽性とでる）が5％出ます。あなたが、病気に罹っている確率はどれくらいでしょうか。
> ［直感］による答え…95％
> ［論理］による答え…　2％
> (計算式)拙書「行動経済学クイズ100撰」65頁

15　泥酔しても家に帰れるのは

　あなたは、泥酔してよく覚えていないのに、いつのまにか家に帰れた経験はありませんか。アンケートでは、男性の 42.1%、女性でも 24.6%がこのような経験があるとのことです。

　そう、あなたの脳には自宅までの道順が記憶されており、これから帰ろうと意思決定するだけで、後は泥酔しても無意識に自宅まで足が動くという仕組みになっています。

●**ノーベル賞を受賞した脳の位置情報システム**

　動物にとって道に迷わずに居所に帰れるかどうかというのは、生死に関わることですね。ロンドン大学の**ジョン・オキーフ博士**とノルウェー科学技術大学の**モーザー博士夫妻**は、動物が自分の周りの環境を地図にするという「**場所細胞**」と、今いる場所の情報を場所細胞のある海馬に伝える「**格子細胞**」を発見し、「**脳の位置情報システム**の研究」で 2014 年のノーベル医学・生理学を受賞しました。

海馬の隣にある**臭内皮質**にある「格子（グリッド）細胞」が把握した場所情報が、海馬に送られ、「場所細胞」が活性化され、脳が場所・空間を把握するという仕組みとのことです。

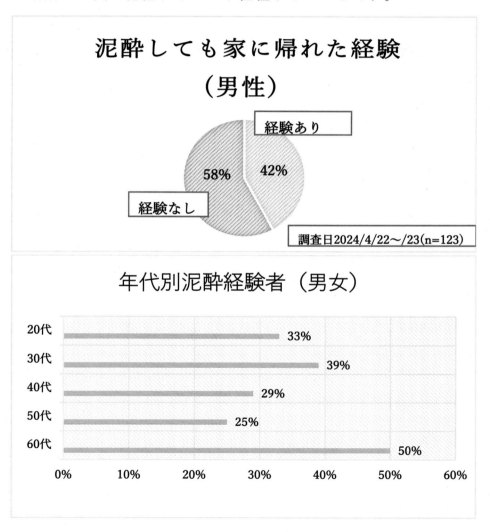

「生存脳」まとめ

◎脳は、不幸な人が幸せになると喜ぶが、幸せな人が不幸になっても喜ぶ
◎脳は、ライバルの成長を喜ぶが、追い抜くことは許さない
◎脳は、人にお世話になっても喜ばない。お返しができてはじめて喜ぶ
◎脳は、信頼を裏切った者には罰が与えられると喜ぶ
◎脳は、怖いときはイメージで、幸せなときは言葉で覚えている
◎直感の判断はよく間違うものである
◎脳のなかには地図がある

第 2 章

困った脳

努力する人は希望を語り、

怠ける人は不満を語る

（井上靖）

16　脳はギャンブル依存体質

　日本のギャンブル市場規模は約20兆円であり、うちパチンコ・パチスロが約70%を占めています。

　さらに、カジノ解禁で問題になっているギャンブル依存症率は1.7%、男性2.8%、女性0.5%(2023年、厚労省調べ)、成人のギャンブル依存率に至っては4.8%（男性8.8%、女性1.8%）という調査報告（2013年厚生労働科学班）もあり、諸外国に比べて高い割合を示しているのです。

　ケンブリッジ大学の脳科学者ヴォルフラム・シュルツ教授は、サルの脳の大脳基底核にあるドーパミン細胞から**快楽物質のドーパミン**がどのような場合に放出されるかを調べました。

　すると、予想通りサルが確実にジュースをもらえる場合は報酬をもらえる喜びでドーパミンが放出されたのですが、2回に1回しかジュースをもらえないという不確実な場合にもドーパミンが放出されたのです。つまり、サルは不確実さも嬉しいと思っているということがわかりました。

●ギャンブルに勝っても負けてもドーパミン満開

　古来、人類は、生命の危険に関わる不確実性にさらされてきましたが、それによって生じる不安、恐怖、喜びなどの感情は、ドーパミン細胞により対応してきたのです。

　このように、人の脳もギャンブルに勝ったときだけでなく、負けた場合も今度こそとドーパミンが分泌されます。

　つまり、意志が弱いからギャンブルの誘惑に勝てないのではなく、神経伝達物質の**ドーパミンのバランスが異常**だからなのです。

　従って、ギャンブル依存症は本人だけで治すのは難しく、治療には長期間かかると云います。

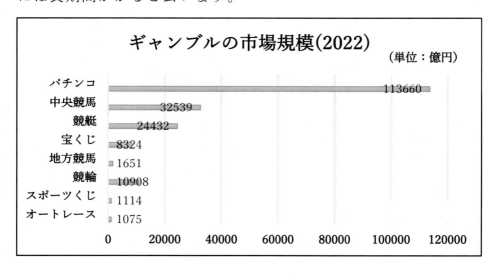

17　わかっちゃいるけど食べてしまいます

　メタボな人に対して、いろんなダイエット法がＰＲされていますが、やはり食事制限が一番ですね。しかし、わかってはいるけれど、ついついおいしそうなお菓子には手が伸びてしまいます。

　米国国立薬物乱用研究所所長のノラ・ボルコフ博士の薬物乱用者、及びメタボで食事制限が必要な人の脳に関する研究では、薬物乱用者の脳にある報酬系の神経伝達物質である**ドーパミンD_2受容体が減少**し、抑制行動がとれなくなってしまっているということです。

　同じく BMI 35 以上の人の脳研究でも、ドーパミンD_2受容体の減少が見られ、さらに**前頭前皮質や眼窩前頭前皮質の機能障害**が発生しており、この点も薬物依存症の場合と同じだとわかりました。

●**味覚情報よりも健康情報をインプットする**

　カリフォルニア工科大学のアントニオ・ランゲル博士は、ダイ

エットと自制心の関係を研究しています。

実験協力者には、あらかじめ 50 種類の食品について、「味覚」と「健康」に関する情報を頭にいれてもらいました。

すると自制心がない人は、味覚情報（どれがおいしいか）にのみ囚われていましたが、自制心がある人は、健康の情報も取り入れていたとのことです。

脳の自制心を司る部位には、行動の結果を予測する「**内側前頭前野**」と、得られる報酬を計算するためのデータを提供する「**背外側前頭前野**」がありますが、自制心のある人には「食べたらおいしいぞ」という報酬のイメージに加えて「背外側前頭前野」から「食べたらおいしいけど、太るよ」という情報も与えられます。

つまり、ダイエットを成功させるには、これを食べたときと食べなかったときのダイエットに与える影響を計算するとともに、ダイエットに成功したときのイメージを描くのがいいということになるでしょう。

例えば「好きな人に告白できる」とか、「好きな服が着られるようになる」などです。

18　ストーカーの脳を覗いてみると

　ストーカー犯罪が社会問題化していますが、警察庁の発表によると、ストーカーの相談件数は1,444件（2023年）、被害者は女性が77.6％、ストーカーとの関係は元交際相手が47.6％と最も多くなっています。

　カリフォルニア大学のライド・メロイ博士とラトガーズ大学のヘレン・フィッシャー博士の「人はなぜストーカーになるのか」の研究によると、恋愛状態になると報酬系の神経回路が活性化し、恐怖の否定的感情に関する**右扁桃体**が非活性化し、恐怖感情がなくなるというのです。

　さらに、相手のことが頭から離れなくなり、脳内の**セロトニンが低下**し行動を抑制することができなくなるといいます。

●ストーカーの脳は、強迫性障害者と同じ

　恋愛中の男女20人と、強迫性障害の患者20人、恋愛をしていない健常者20人について、血漿中のセロトニンのレベルを測定

したところ、強迫性障害の患者は恋愛中の者と同じ活性レベルであることがわかりました。

　強迫性障害とは、自分の意思に反して、不安や恐怖を引き起こすイメージが頭に浮かび（強迫観念）、それを打ち消そうと同じ行動を繰り返す（強迫行動）という不安障害の一つですが、ストーカーの場合も相手のことが頭から離れなくなり（**強迫観念**）、それを払拭するために同じ行為を繰り返す（**強迫行為**）もので、まさに強迫障害と同じ構造なのです。

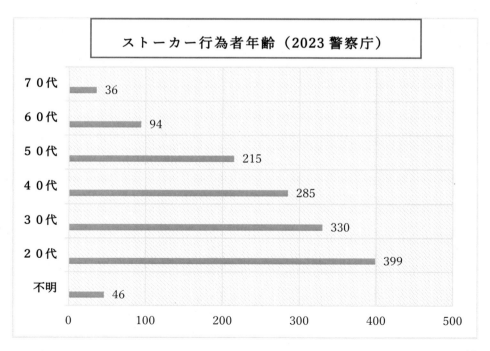

ストーカー行為者年齢（2023警察庁）

- 70代　36
- 60代　94
- 50代　215
- 40代　285
- 30代　330
- 20代　399
- 不明　46

19　電車内は注意魔の天国

　車内では乗車マナーの悪い人が結構いますね。なかには、ドアが開くや否や、降りる人がいるのに我先に乗り込み人や子供に席取りをさせる人、さらには前で老人が吊革に掴まっているのに狸寝入りをきめこむ人までいます。

　ここで登場するのが「**注意魔**」の人です。マナーの悪い人に対して注意することは、周りの人が助かりますし、注意された人が反省してくれれば、その人にも、またその人と将来接する人達も気分がよくなるのですから、一般的には善行だといえましょう。

　しかし、本人にとっては、見ず知らずの人に注意することはリスクが伴います。注意したがために、暴言を吐かれたり、暴力を振るわれたり、時には、殺人事件に発展することさえあるのですから。

　先日は、末期ガンの患者の体調が悪くて、優先座席に座っていたところ、「ここはあんたが座るところじゃない」と追い出し、注意魔は「人命軽視」だとネット上で散々叩かれました。

●他人への注意は脳を喜ばす

しかし、このように自分の利益を犠牲にしても他人のためにする「注意」は、脳にとっては快感を得ることであるのです。

そのため、リスクはあっても繰り返すことになるといいます。

```
＜ 電車内の迷惑行為チェックリスト ＞
□  1 ホームの白線に沿って整列しない人
□  2 ホームで煙草を吸っている人
□  3 ホームで傘をゴルフクラブに見立て素振りをしている人
□  4 まだ降りる人がいるのに乗り込む人
□  5 ドアが開くと、子供に席取りをさせる親
□  6 満員時、大きなトランクを持ち込む人
□  7 満員時、大きなリュックを背負っている人
□  8 満員時、座席で足を組んでいる人
□  9 満員時、隣の席に荷物を置いている人
□ 10 満員時、隣の席に膝の上に乗せられる子供を座らせる親
□ 11 女性専用車両に乗り込んでくる男性
□ 12 優先座席に座っている若者
□ 13 車内を走り回っている子供達
□ 14 子供が外を眺めるため、靴を履いたまま後ろ向きに座らせている親
□ 15 子供に靴を履かせたまま、抱っこしている親
□ 16 大声でわめいている人
□ 17 車内の床面に直接嘔吐している人
□ 18 自分の前に老人や赤ん坊を抱いた女性がいるのに席を譲らない人
□ 19 若い女性にからんでいる怖そうな奴
□ 20 痴漢を目撃しても無視している人
```

20　マザコン脳は大人になっても変わらない

　「愛着理論」の提唱者である精神科医ボウルビィは、母親との絆について、満1歳の赤ちゃんで実験したところ、**脳のオキシトシン受容体の密度**により、次の4つのタイプに分かれることが判明しました。

①**回避型**…母親と引き離しても泣かず、母親に再会しても無関心な赤ん坊です。このタイプは、オキシトシン受容体の密度が低く、他人への関心は薄いことがわかりました。

②**安定型**…オキシトシン受容体密度が普通の赤ん坊は、母親と離されると泣き、再会するとホッとして抱きつきます。約60%がこのタイプということでした。

③**不安型**…母親と離されると激しく泣き、再会しても、なお激しく泣いて、「どうしていなくなったのだ」と責め立てるタイプで、オキシトシン受容体密度が高い赤ん坊とのことです。このタイプは、大人になっての恋愛でも、「私を捨てるなら殺してやる」と刃傷沙汰にもなりかねません。

④**混乱型**…①の回避型と③の不安型を行ったり来たりするタイプとなります。虐待など育児環境が悪いと、このタイプになるようです。

●**生後1年半で決まるマザコン脳**

ボウルビィによると、どのタイプになるかは、生後半年〜1歳半の受容体の数により決まるといいますが、このタイプは大人になっても90％は変わりません。つまり、大人になってもマザコン体質は変わらないということなのです。

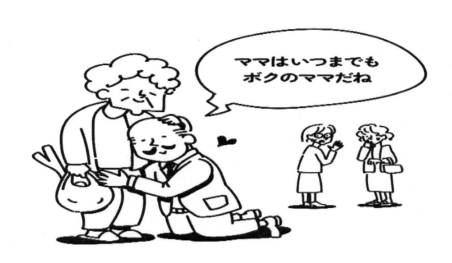

21　ヒトは本来浮気性

「ワクワクする恋愛」という新しい刺激があると、神経伝達物質である「ドーパミン」が大量に分泌され、脳は快楽を感じます。

特に、リスクのある浮気や不倫の場合は、さらに**ドーパミンの要求量**が高まるのです。ロメオとジュリエットのような「なさぬ仲」や「いけない関係」の方が燃えますね。

しかし、お互いの離婚が成立してしまうなど障害がなくなると熱が一気に冷めてしまうようです。

この浮気・不倫因子であるドーパミン要求量は「**DRD4（ドーパミン受容体）**」が長いほど高いのですが、日本人は短い人の方がやや多いといいます。

最近、恋愛には全く興味がない若者が増えてきていますが、これはこのDRD4があまりにも短すぎるからです。

また、論理性を司る **DLPFC(背外側前頭前野)** が「結婚は経済的に無理」「育児の時間がとれない」「趣味を犠牲にしたくない」などと理屈をつけ恋愛にブレーキをかけているのでしょう。

●浮気の遺伝子は存在する

鳥類の90%は一夫一婦制（世界自然保護基金調べ）だと云われますが、哺乳類の場合、一夫一婦制は僅か3％程度です。人間も元々一夫一婦制ではなく、多婚（乱婚）の種族であることは、男性の身体的特徴からしても明らかでしょう。

日本でも、一夫一婦制が定められたのは、武家社会以降です。

脳内の脳下垂体後葉から分泌されるホルモンの受容体である「**アルギニン・ヴァソプレッシン受容体 1a 型(AVPR1A)**」が浮気・不倫に関係しているという研究があります。

ネズミを使った動物実験では、このホルモンを増やすと一夫一婦制が多くなり、減らすと浮気や不倫が多くなったということです。また、人間の場合は、このホルモンの量が少ない人は多い人より離婚率が2倍多いとされています。

さらに、女性の浮気癖は、このヴァソプレッシン受容体の変異遺伝子をもつかによるというのです。

つまり、浮気・不倫は、その人の倫理観によるのではなく、脳の性格によるといえましょう。

22　タレントの不倫は許しません

　ニューヨーク市立大学バルーク校の研究チームは、マグドナルドの模擬店舗で2つのメニューリストを用意して実験しました。

　1つのメニューリストは、ハンバーガーのみが掲載されていますが、もう1つのリストには、ハンバーガーの他に「サイドサラダ」という色とりどりの野菜を組み合わせた**ヘルシーメニュー**も載っています。

　すると、ヘルシーメニューにある「サイドサラダ」(10kal)は全然売れませんでしたが、最もカロリーの高い「ビッグマック」(525kal)を買った人はというと、ヘルシーメニューが載ったメニューリストを受け取った人の方が、ハンバーガーのみのリストを受け取った人より5倍も多かったということでした。ヘルシー店でビフテキを注文するようなものですね。

●正義の言葉は免罪符となり、反対の行動をとる

　これは、脳のなかで「ヘルシー」＝「倫理的に正しい」という

イメージに結びつけ、この**言葉が免罪符**となってヘルシーでない＝倫理的に正しくない行動をとってしまうのだといいます。

「正義」「平和」「人権」「福祉」など耳障りのいいスローガンを掲げている団体が、内部では酷い人権侵害がなされていたということをよく聞くのもそのためです。

このような「**倫理依存症**」は、誰にでも現れます。よくテレビや週刊誌にタレントの不倫が取り上げられますが、視聴者や読者に興味ある人がそれだけ多いということです。しかし、考えてみれば、私たちはそのタレントと何の関係もありません。街の声は必ず「家族に対する裏切りだ」「子供がかわいそう」「清純なイメージだったのに」といったものです。

全く余計なお世話なのですが、そのタレントはＣＭなどが減り打撃を被ります。

脳の「**内側前頭前皮質**」の部位は、倫理的に正しい行動をとれば活性化され快感が得られるのですが、困ったことに自分だけでなく他人が倫理的に正しくないことをした場合も苦痛を感じ、それを解消しようと罰したい欲求が生じるのです。

23　本来、脳は指示待ち族

　人間は脳を使って面倒なことをいろいろ考えることを嫌います。なにせ人間の脳は、体全体の2%の重量で、全エネルギーの18%を消費しており、極めて燃費効率が悪いからなのです。

　ただし、糖分でしか補給できないため、勉強したからといってダイエット効果はほとんどありませんが。

　人間が目や耳から得た情報は、一旦「**感覚記憶**」に一時保存され、頭の中の「**ワーキングメモリー**」で一時的に処理された後、知識のかたち（「**スキーマ**」）で「**長期記憶**」に貯蔵されます。

　「長期記憶」の容量は、ほぼ無制限なのですが、「ワーキングメモリー」の容量は、限界があり、数個の情報をせいぜい20秒以内しか保存できないため、一度に多くの情報から判断を下すことには負担を感じる（「**認知負荷**」）ことになるのです。

　特に、異なるタイプの問題を判断することは、同じタイプの問題を判断するより、認知負荷は高まるといいます（「定着率」の方は高まりますが）。

●人間は命令されることを好む

　太古の昔から人間は、一部のリーダーが判断を下し、その他大勢の人はそれに従うのみでした（「服従の心理」）。指示待ち族に徹し、省エネして余ったエネルギーは、労働に回していたということです。

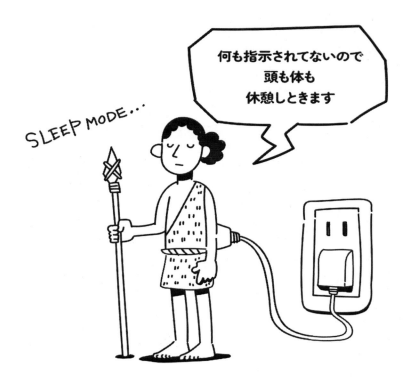

24　脳は功利主義者

倫理哲学者トムソンが提起した「**トロリージレンマ**」という哲学的命題があります。

「(質問1)あなたは、暴走しているトロリー電車の運転手です。このままでは線路上にいる5人が事故死します。ただ、切り替えレバーを引けば、5人は助かりますが、切り替え先にいる1人が犠牲になります。あなたはレバーを引きますか」というものです。

哲学的には、レバーを引いて5人を助ける考えは「**功利主義**」(ベンサムの「最大多数の最大幸福」)と呼ばれ、レバーを引かない考えは「**定言命法**」(カントの「無条件的道徳」)といわれています。

質問1では、大多数の人は「別の1人が知人でないかぎりはレバーを引く」と行為の帰結に道徳性を求める「功利主義」を選択するようです。

しかし、「(質問2)あなたは、線路の上に架けられた歩道橋にいます。前にいる肥満体の男性を歩道橋から突き落とせば、その

巨体で電車を止まり、5人は助かります」と質問を少し変えると、大半の人は突き落とすという決定はしません。

同じ1人の犠牲でも、積極的な行動は躊躇するようですね。

アイオア大学のアドルフズ博士らは、前頭葉の「**腹内側前頭前野**」の部位に損傷のある患者6人を使って、このテストを行いました。すると、質問1については、健常者と同じ答えでしたが、質問2ついては、躊躇することなく、突き落とす方を選択したのです。というのも脳のこの部位は、羞恥、同情、罪悪など社会的モラルを司るところだからといいます。

●**自動運転のソフトでは自己の安全優先**

この「トロリージレンマ」は、「哲学」の授業でよく議論されるテーマですが、私たちにとって身近な問題となってきました。

「**自動運転**」のソフトに緊急時、運転者、同乗者、通行人のうち誰を優先して助けるかが組み込まれているからです。多くの人は、対話しているときは「通行人の安全優先だ」と言っていますが、実際売れているのは、「本人優先」のソフトだといいます。

25　株式投資には不向きな脳

「**プロスペクト理論**」は、ノーベル経済学賞を受賞したダニエル・カーネマンと共同研究者エイモス・トベルスキーが提唱した行動経済学の原点となる理論ですが、その中核理論は、「**損失回避効果**」というものです。

この理論によると、人は得する場合の効用より損する場合の不効用の方が大きく、得したときの喜びよりも損したときの悲しみは2～4倍高い（「**利益と損失の非対称性**」）といいます。つまり、ギャンブルなどで100万円損したときの悲しみは、100万円儲ったときの喜びよりも、2～4倍悲しいということです。

カーネマンは言っています。「これは人間の進化の歴史に由来し、**好機よりも脅威に対して素早く対応する生命体の方が生存や再生産の可能性が高まる**からだ」と。

そして、利益も損失もあるギャンブルにおいては、利益が出ている状況では「**リスク回避的**」となり、損失が出ている状況では「**リスク愛好的**」になるというのです。

● **株式で損しない方法は、株式を買わないことです**

　株式投資にあてはめると、少し利益が出るとすぐに売却して利益を確定します（「リスク回避的」）。これからまだまだ上がる好機を逃してしまうのです。

　一方、損失が出ている場合は、損切りして実現損が出ることを嫌がり、いつかまた上がるだろうと保有を継続してしまいます（「リスク愛好的」）。そして、さらなる下落で塩漬け株となり、結果、資金不足のため新たな有望株への投資の機会を逸することになるのです。

　ただし、投資の達人は手持ちの有望株が下がっても慌てて売らずに逆にどんどん買い増し、回復したときに多額の利益を得ます。

　所詮、損を怖がる人は株式投資に向いていないということになります。

　なお、神経科学者のくじ引きによる実験によると、このようなリスク愛好的、リスク回避的行動をとる際には、情動が司る「**扁桃体**」が活性化する一方で、報酬系である「**前帯状皮質**」は活性化しなくなったということです。

26　ブランドにすぐ騙される脳

　ディヌ・リパッティは、ルーマニア生まれのピアニストですが、33歳の若さで亡くなり、「夭折の天才ピアニスト」として知られています。

　そして、彼の死後発売されたショパンのピアノ協奏曲の演奏は、音楽評論家たちから「最高のショパン演奏」と大絶賛され、LPはクラシック音楽界のロングセラーとなりました。

　ところが発売から数十年も経って、それがリパッティのものではなく、チェルニー・ステファンスカという当時は無名だった女流ピアニストのものであることが判明し、本物のリパッティは改めて発見されたのです。

　この時の音楽評論家の対応はというと、「これは女性の演奏だと思っていた」と手の平返しする者と「この女性演奏家こそ最高の演奏家」だと評する者に分かれたといいます。

　このようにプロの音楽評論家でさえブランドに騙されたのですが、これは人間の脳自体がブランドに弱いという性格を有する

からなのです。

　もし、小学生の描いた絵がピカソの作品として展示されていれば誰も疑うことなくピカソだと思ってしまうでしょう。

●**脳は高いワインほどおいしく感じる**

　カリフォルニア工科大学のアントニオ・ランゲル博士は、20人にワインを試飲してもらい、飲んでいるときの反応をfMRIで調べました。

　実験で用意されたのは価格5ドルから90ドルまでの5本のカベルネソーヴィニヨンで、被験者には5種類と伝えましたが実際は3種類です。また、価格は実際の価格とは違うでたらめの価格を伝えました。

　するとどうでしょう、値段が90ドルと言われたワインを飲んでいるとき、「**眼窩前頭前野**」の部位が最も反応したのです。

　実際、ワインの価格は味だけで決まっているわけではないのですが、人間の脳は、ただ値段が高いワインだと思っただけで、素晴らしい味のワインだと判断してしまうということになります。

27　脳は努力することが嫌いです

　米ヴァンダービルト大学の研究は、被験者に単調なタスクを課し、最後まで努力する人と、途中で努力することを止めてしまう人の脳の構造を調べることです。

　実験の結果、物事を最後までやり切る人は、「**線条体**」と「**腹内側部**」の部位が活発に働いており、「努力すれば報酬がもらえる」と報酬系を刺激して、努力のモチベーションになっているとのことでした。

●努力すべきかを損得計算で決めてしまう脳

　一方、途中で諦めてしまう人は、「**島皮質**」と呼ばれる部位が冷静に計算し、「こんな単調なタスクは時間の無駄だ」と努力にブレーキをかけてしまうとのことです。

　つまり、単調なタスクに対する努力を報酬に結びつけることができる人と、損得勘定で考えてしまう人がいるということになります。

しかし、無駄な努力をしたくないという脳の構造をもつ人の場合は、その特質を生かして、効率的に努力する方法を考えれば、努力する人間になれるということです。
　また、努力してやり遂げたときの自分に対するご褒美をきめておくのもいいでしょう。

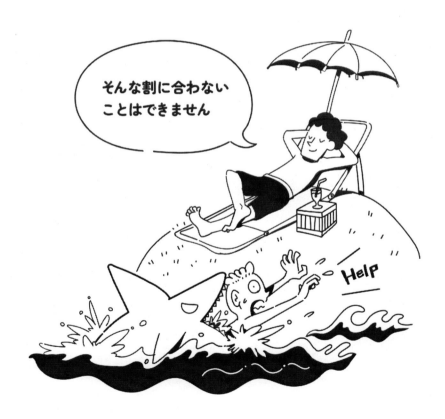

28　自信がないので自分と約束を交わします

　人は、禁煙宣言をしてみたりダイエット宣言をしたりしますが、途中で挫折してしまうのではないかと自信がないために、**自分との間に約束**を交わします。

　「もしタバコ1本吸ってしまったら貯金箱に500円入れること」「もし、ケーキ1個食べてしまったら、明日の朝はジョギングすること」といったものです。この自分が自分とする契約のことを「**ユリシーズ（オデュッセウス）契約**」といいますが、その由来はトロイの英雄オデュッセウスの伝説にあります。

　イタケー王オデュッセウスは、トロイ戦争の後、故郷のイタケー島に凱旋するのですが、長い船旅の途中、美しき海の精セイレーンたちが人の心を虜にするほどの魅惑的なメロディを歌っているセイレーン島の近くを通らざるを得ません。もし、この歌声に耳を傾けると船は険しい岩場のあるセイレーン島に突っ込んでしまうでしょう。

　そこで、オデュッセウスは自らが島に近づける命令をしないよ

うに、島を通過するまでは自分を帆柱に縛り付けておくよう命令します。そして、水夫たちにはセイレーンの声に誘惑されないよう全員耳栓をさせたということです。　そこで、問題。

> （問題）あなたは、A・Bどちらの医療保険に入りたいですか。
> 保障の内容は、どちらも同じとします。
> A保険：保険料は年10万円で、掛け捨てです。
> B保険：保険料は、年20万円ですが、5年間無事であったときは、健康ボーナス（満期保険金）として50万円もらえます。
> （拙書「行動経済学クイズ100撰」問題92）

●使ってしまうのが怖くて不利な保険を選んでしまう

健康ボーナスとして50万円もらうと、何か得した気分になるのですが、年10万円余分に払った保険料を無利子で積立定期したものを返してもらっただけなのです。

ところが、保険会社によると95％の人はBタイプの保険に入るといいます。これも無駄遣いしてしまいそうな自分と契約をしているということなのでしょう。

29　脳は選択肢が少ない方が歓迎

　コロンビア大学大学院のシーナ・アイエンガー博士は、スーパーマーケットにジャム試食コーナーを作って、専門の「選択学」の実験を行いました。

　試食のジャムは、英国女王ご用達の高級ジャムです。大きな試食コーナーには **24 種類のジャム** を揃えましたが、実験のため売れ筋の4種類のジャムはあえて外しています。

　もう一つの小さなコーナーには **6 種類のジャム** としました。

　試食コーナーは、入口近くの目につきやすい場所に設置しましたが、両コーナーに不平等が生じないよう、数時間ごとに入れ替えています。

　さて蓋を開けると、**24 種類** 品揃えしたコーナーには、買物客の60％が立ち寄りましたが、**6 種類** の品揃えのコーナーの方は40％しか立ち寄りませんでした。やはり、たくさん陳列して目立つ方が、お客が立ち寄るようですね。

　ところが、24種類のコーナーで試食した人のうち購入してく

れたのは、僅か3％だったのです。

　それに対して、6種類の試食コーナーの方は立ち寄った客の30％が購入してくれたのでした。

　トータルすると、**購入客数は6種類コーナーの方が7倍多かった**という結果になりました。

●少ない品揃えで買った物の方がおいしい

　脳は選択肢が少ないことを好むようですね。その後、アンケートで「あなたの買ったジャムはおいしかったですか」と聞いたところ、価格は同じなのに、6種類のコーナーから買ったジャムの方がおいしいという答が多かったのです。

　これに対し、スタンフォード大学経営大学院のジョナサン・レバーブ博士は、ドイツ車の新車販売会で52種の内装と26種の外装のなかから選んでもらい脳の状況をウオッチしたのですが、脳は全く疲れていなかったと報告しています。しかし、これは単純に商品を選ぶ場合でなく、特注についての選択なので多くてもＯＫということなのでしょう。

30　脳はマゾヒスト

バージニア大学のティモシー・ウイルソン博士の実験です。

一人ずつ15分間何もない部屋に入ってじっとしてもらうだけなのですが、部屋にはボタンと電気設備があります。もし、このボタンを押すと、身体に不快な電気刺激が走る仕組みです。

● **退屈よりも痛い方がまし**

ところが、この部屋に入ったうちの43%の人が、**わずか15分間の退屈に耐えられず**、ボタンを押して電気ショックを受けてしまいました。それもボタンを押してしまった人の多くは、その15分間のうちに、何度も押してしまったというのです。

脳の**島皮質**は、身体の各臓器から送られてくる感覚や皮膚から入ってくる感覚も全て受け入れるという脳回路の中心的存在で、かつ身体の監視役なのですが、全く感覚情報が入ってこないと脳は退屈してしまいます。

退屈すると脳の報酬神経系が働き始めて、不快な刺激にも快感

を覚えるように変化するためだといいます。まるでマゾヒストですね。

ネズミを使った実験でも、ネズミも人間と同じ選択をするようで、**退屈すると、普段なら避けるような電気ショックを積極的に求める**ようになるといいます。

次に、ネズミの島皮質を麻痺させると、退屈な環境に置いても退屈自体を感じなくなり、不快な刺激を求めるような行動は起こさなくなるということです。

脳にとっては、退屈が一番嫌なようですね。

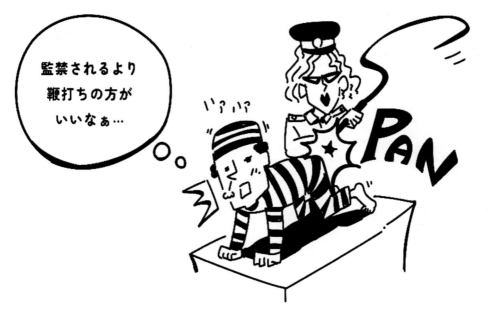

31　あなたの痛みはわたしの痛み

　大阪大学社会経済研究所では、男女のカップルが相手の痛みを自分の痛みとして感じるかを実験しました。

　まず、女性の手の甲に電気ショックを与えます。

　すると、予想通り、**後島皮質**や**前帯状回**、**体性感覚野**、**運動野**といった物理的痛みに関する脳の部位が反応しました。

　次に、恋人の男性の手に電気ショックを与えているところの画面を見てもらいます。

　すると、どうでしょう、自分の手に電気ショックを受けたときと同じ反応を示したのです。

　そして、今度は、恋人ではなく、嫌いな人（その前のゲームで不正をした人）の手に電気ショックを与えました。

　すると、なんと恋人の場合と同じ反応を示したのです。

　つまり、女性脳は、相手が好きか嫌いかに関わらず、人が痛い目にあうのはかわいそうに思うということになります。

●男性脳は嫌いな奴が痛い目にあっていると喜ぶ

では男性脳の場合はどうでしょう。恋人の女性の痛みは自分の痛みとして感じるのですが、恋人でない人の痛みには全く反応しません。そして、嫌いな奴に対する電気ショックを見ると、報酬系の**線条体の腹側部**が活動していることがわかりました。

つまり、男性脳は、「ざまをみろ」と喜んでいるのです。

＜男性脳と女性脳の違い＞

男性脳＞女性脳	女性脳＞男性脳
視床（中継基地）の大きさ	脳梁（左右脳半球を結ぐ）の大きさ→〇認知的能力
半球内の連絡密度→〇空間情報処理	左右半球間の連絡密度→〇言語力、記憶力
海馬前部の大きさ→〇新たな視空間情報の獲得と記憶	海馬後部の大きさ→〇既存の視空間情報の検索
扁桃体の大きさ→〇情動を伴う記憶、情動反応、意思決定	

（出典：「ひと目でわかる脳のしくみとはたらき図鑑」より筆者作成）

32　右脳、左脳どちらが欠けても生きられぬ

　カリフォルニア工科大学のロジャー・スペリー教授が1981年にノーベル生理学・医学賞を受賞したのは、「**分離脳**」の研究です。

　右脳と左脳をつなぐ部位である「**脳梁**」の部位を切断せざるを得ないてんかん患者を使って実験しました。

　目から入った情報は、視交叉で交差して反対側の脳に入力されます。そこでまず英単語を右目に示して、**左脳**に入力すると、分離脳患者は見えた単語を正確に答えることができたのですが、一方、同じ単語を左目に示して、**右脳**に入力しても何も答えることができなかったということです。

　ただし、見えたものを描いてもらうと、正確に描くことができたといいます。これにより、右脳と左脳の役割の違いが証明されたのです。

　確かに、右脳は、認知や創造、直感、音楽・絵画などの芸術に関与し、左脳は言語、計算、理論などを担当していますが、両者

は別々の動きをしているのではなく、その場その場で密接に連絡を取り合って活動しています。

●右脳だけで8年間生活した脳科学者

脳科学者のジル・ボルト・テイラー博士は、37歳のときに脳出血が原因で、左脳の機能を完全に失ってしまったのです（完全回復は8年後）。

そのため、最初の4年間は、それまで学者としてのキャリアがあったにも関わらず、話したり、読んだり、書いたりすることができず、過去の業績や人生を思い出したりすることさえできなくなったといいます。

逆に、右脳を損傷した患者は、自分の身体の状態や周りの物の位置関係がわからなくなり、物を見せても、その物が何であるかがわからなくなるというのです。

このように右脳、左脳のどちらが欠けても、目的地まで歩いていくことさえできないといいます。

まさに右脳と左脳は、相互補完関係にあるのです。

「困った脳」まとめ

◎脳は、ギャンブル依存症です
◎脳は、薬物依存症です
◎脳は、注意魔です
◎脳は、マザコンです
◎脳は、浮気性です
◎脳は、倫理依存症です
◎脳は、指示待ち族です
◎脳は、功利主義者です
◎脳は、ブランドにすぐ騙されます
◎脳は、努力嫌いです
◎脳は、選択肢が多いと判断できません
◎脳は、マゾヒストです

第3章
幸せ脳

幸福は幸福の中にあるのではなく

それを手に入れる過程

の中だけにある

(フョードル・ドストエフスキー)

33　運のいい人、悪い人

世の中には、「運のいい人」と「運の悪い人」がいるようですね。といっても、仕事やスポーツで大成功した人や宝くじで億万長者になった人が、大事故や大事件に巻き込まれたり、子供が不祥事を起こしたりすることもよく聞きますね。

「いい事と悪い事は誰でも平等に起きる」「人生長い目で見れば、運・不運の帳尻は合っている」ということもよく云われますが本当でしょうか。

確かに、ルーレットの赤が5回続けて出ていても10回続けて出ていても、次に黒が出る確率は常に50%です(「**マルコフ過程**」)。

しかし、平等というのは、半永久的にゲームを続けた場合であって、100年やそこらの人生の間では赤が100回出たのに、黒は1回しか出なかったということもあり得ます(「**大数の法則**」)。

実際には、「運のいい人」には益々好運が訪れるのです。細菌学者のルイ・パスツールも「**幸運は準備のできた精神に訪れる**」という名言を残しています。

運のいい人にも悪い人にも同じような場面に遭遇するのですが、運がいい人は一度失敗しても「これは、ここを直せばうまくいくというチャンスなのだな」と考え、次には成功しますが、運の悪い人は「運が悪いのだからしようがない」と諦めてしまうのです。

　その積み重ねで、つきのある人は益々つき、つきのない人は、益々不幸になるということでしょう。

●自分は運がいいと宣言する

　「運のいい人」になるには、「自分は運がいい」と思い込むことです。何度も言葉に出して、文字に書くことにより、五感を通じて覚えたことを脳の「**海馬**」に記憶として定着させます。

　すると、脳は、無意識にも必要とする情報を集めてくれるはずです。そして、意思決定の段階では、安心・安全な道より少しリスクのある方を選択する方が運を呼びます。

　脳は、刺激のない状態より**リスクのある状態の方を好み**、ドーパミンを分泌させるのですから。

34　運のいい人と一緒にいると運は上向く

　イタリアの神経科学者ジャコモ・リッツォラッティは、サルが自分でリンゴを掴んだときだけでなく、ヒトがリンゴを掴むのを見たときにも同じように反応する神経細胞があることを発見し、これを「ミラーニューロン」と名付けました。

　このミラーニューロンは、サルの場合は F5 と呼ばれる前頭葉領域にあるのですが、ヒトの場合は、**運動性言語野**（ブローカ野）の部位に存在し、まるで鏡のように相手の行動を模倣し、理解・共感する役割があるというのです。

　また、実験では、サルにヒトがりんごを掴んだところを見せると、ヒトがそのりんごを器に入れたときよりも、口に運んだときの方が、サルのミラーニューロンは強く反応しました。

　つまり、その行動をとる背景まで読めているのです。

　映画を見たとき、われわれは、時に主人公に没入し、主人公が痛い思いをすると、自分でも痛く感じるということがあります。

　役者の方は実際に痛いという皮膚の感覚と痛いという情動を

司る部位の両方が活発化するのですが、映画を観ていた人の脳は、皮膚の感覚の部位は活性化しないにもかかわらず、痛いという情動を感じる部位の活動の方は活発化しているのです。

●運のいい人の行動パターンを真似る

このように私たち人間も、ミラーニューロンにより、他人の行動の意図や目的を理解し、他人と喜びや悲しみの感情を共感することができます。

つまり、私たちは、周りにいる人に良くも悪くも影響されているのです。

自分が「運のいい人」になりたければ、運のいい人とつき合い、運の悪い人には近づかないことです。

運のいい人と一緒に行動することにより、「ミラーニューロン」の働きで、物事の捉え方や行動パターンが似てくるでしょう。

運のいい人の行動パターンに似てくれば、あなたもきっと「運のいい人」になるのは間違いありません。

35　迷信も信じれば強運が舞い込むことも

「プラセボ効果」とは、ハーバード大学のヘンリー・ビーチャーによって明らかにされた効果で、本物の薬と同様の外見をしているが有効成分は全く入っていない偽薬（「プラセボ」）でも、医師や専門家が薦めると、その効果が出るというものです。

このプラセボは、3人に1人くらいは効能が出てしまうため、新薬の効能を検証する治験では、被験者には本物の薬か偽薬かを秘して使われています。

イスラエルの片頭痛患者66人を対象にした実験では、治療薬と表示された偽薬と、プラセボと表示された偽薬でも同じ効果があったということです。

●信じるかどうかで砂糖水は良薬にも毒にもなる

また、精神科医が「これはただの砂糖の錠剤ですが、あなたと同じような症状の人が3週間飲むと症状が改善します」と言って偽薬を渡すと、3割程度の人に効果があったとの報告もあります。

「プラセボ」は、ラテン語で「私を喜ばせる」という意味ですが、報酬系の**ドーパミン**が活性化されるというのです。

この脳のドーパミン細胞は騙されやすくできており、期待レベルと脳のドーパミン効果は相関作用があるといいます。

ドーパミンの他、愛着と関わる**オキシトシン**や**バソプレシン**といったホルモンが放出されるとともに、**ナチュラルキラー細胞**などの免疫細胞が活性化することで病気が治るのでしょう。

ドイツの研究では、「これは特別なラッキーボールだ」と言ってゴルフボールを渡すと、プレーヤーのスコアが急によくなったということです。

一方で、「**ノセボ効果**」といって、普通の薬を「こんな副作用がある」と渡されると、その副作用の方が出てくることがあります。

これは、脳内神経伝達物質のノルアドレナリンが関わり、嫌なことを拾いやすくなるのです。

レベッカ・フェルカーの論文（1996年）によると、「自分は心臓病にかかりやすい」と信じている女性の死亡率は、4倍にのぼるということですから。

36　運のいい人は皆早起き

　昔から「**早起きは三文の得**」と云われていますが、成功した社長は、例外なく「早起き」であることは間違いありません。

　朝は、4時か5時に起き、公園での森林浴をしながらの散歩、将来の構想を練る、会社の懸案事項についての調査・検討、そして読書と、健康のためにも、他社に先んじる発想をするためにも、貴重な時間であるようです。

●老化防止にも早寝早起き

　朝の自然光を網膜が感じると、心のバランスを整える幸せホルモンである「**セロトニン**」が分泌されます。

　この「セロトニン」は、脳の**松果体**でつくられるのですが、分泌されてから15時間後には、「**メラトニン**」の分泌を開始するのです。

　「メラトニン」は、良質な睡眠をつくり出すとともに、体内の活性酸素を分解して抗ウイルス作用を強めるなど、老化を防止す

るホルモンでもあります。

　成功した社長は、夜の付き合いも8時までに切り上げ、10時には床に就くようです。

　このように、体内時計に沿った生活をすることで、「セロトニン」と「メラトニン」を十分に分泌させ、運を引き寄せることもできているといえましょう。

　Web調査では、早起きの人の割合は全体では57.3%でしたが、男性71.6%,女性43.9%と男性の方が早起きで、特に**50代の男性では93.3%と、ほとんどの人が早起き**でした。

＜あなたは、早起きの方ですか＞

年　代	男　性	女　性
２０代	５０．０％	２５．０％
３０代	５７．１％	４４．４％
４０代	５６．３％	４６．７％
５０代	９３．３％	５８．２％
６０代	６９．２％	５０．０％

（調査日：2024/4/23～24　N=123）

37　ストレスレベルを上げて苦難を乗り切る

「大過なくこの日を迎えることができたのは」というのは、定年退職者の決まり文句のようですが、成功した創業経営者は、必ず大きな苦難を経験しています。

「一夜のうちに社員が皆辞めてしまった」「最大のお得意先が倒産してしまった」「火事で店も商品も全部焼けてしまった」など、倒産の危機も1度や2度ではありません。しかし、「**ピンチはチャンス**」と乗り越えてきたのです。

●脳はストレスがかかったときの方が活動する

人間の脳は、一定のストレスがかかると、**シナプス（神経細胞間の接合部）を新たにつくる**という傾向があります。

つまり、ストレスがかかったときの方が、脳は活発に活動し、苦境を乗り越えるための方策を考え、行動の指示を出してくれるのです。

心理学者のヤーキーズとドットソンは、ネズミを用いて学習活

動の動機づけの研究を行いました。1908 年に提唱した「**ヤーキーズ・ドットソンの法則**」といわれる生理心理学の基本法則です。

その実験は、ネズミに黒か白かを判別するよう電気ショックを与えながら訓練するという内容ですが、電気ショックを強めるにつれ正答率が高くなりました。

しかし、最適な強さを上回ると、逆に正答率が低くなっていったのです。

これを人間に当てはめると、ストレスや刺激が高まるにつれ、集中力も高まり、それに比例してパフォーマンスも高まりますが、ストレスが過重になると、逆にどんどんパフォーマンスが低下していくということになります。

つまり、刺激とパフォーマンスとの間には、**逆 U 字型の関数関係**が成立することになるのです。

我々は納期や締切りが迫ると、急に集中力が増すことが多いですね。従って、仕事には必ず締切りを設ける必要があることになります。

脳を働かせるには、適度なストレスが必要なのです。

38　脳は他人と比べて幸せかを判断する

　人は、それぞれ幸せだと感じる時間をもっています。「趣味に没頭しているとき」「恋人と会っているとき」「孫と遊んでいるとき」などですね。

　しかし、本人が幸せだと思っているかは別のようです。

　「確かに、絵を描いているときは楽しいが、Aのように入賞したことはないし、誰からも評価されていないので幸せとはいえない」といったように、**他人と比べて自分が幸せかどうかを判断**しているといいます。

　というのも、脳には人を羨んだり、妬んだりする感情があり、同級生が羨ましい生活を送っているのをみると、**前帯状皮質**が活動しますが、不慮の事故や家庭不和で不幸になると、報酬系の**側座核**が活動します。

　つまり、内心ほくそえみ、自分の方が幸せだなと思うのです。

　よく「自分は自分、人と比べてはいけません」「比べるのは他人でなくて、過去の自分と比べなさい」「自分なりの幸せの尺度を

もちなさい」と云われますが、脳にとっては無理な相談なのです。

●ボランティア活動は自分を幸せにする

では、どうすれば幸せ気分になれるでしょう。それは、災害救助、身障者サポート、被害者支援、貧困者支援などのボランティア活動を行うことです。このような活動を行うことにより、脳の報酬系の部位が活動して自分はいかに幸せなのかを実感することができるでしょう。

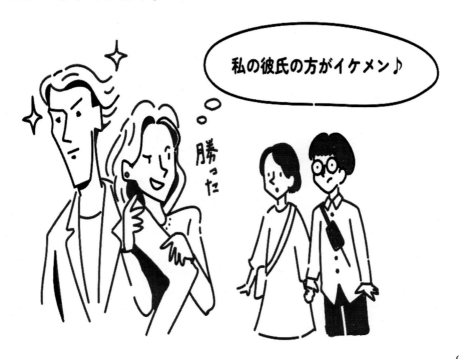

39　いつも胸を張っていると自信がつく

　ハーバードビジネススクールの社会心理学者の**エイミー・カディ**は、ボディランゲージや非言語コミュニケーション(仕草や態度など)が人の思考にどのような影響を及ぼすかを研究していたのですが、「**パワーポーズ**」をとることを習慣づければ自然と自信がつき、前向きな考え方になることを発見しました。

●常に強いフリをしていると本当に強くなる

　「パワーポーズ」といっても、難しいものではなく、**腕を広げ、胸を張ったポーズ**で、丁度陸上競技でゴールしたときのポーズ、そうVの字に腕を挙げ、胸を張り、少し上を向き、体を開く、あるいは腰に手を当てて肘を張る力強いポーズです。

　座っている場合は、ソファーにふんぞり返っているイメージになります。

　逆に、「無力なポーズ」というのは、体を抱くようにして腕を前に組み、目線はうつむき加減、背中を丸めて体を縮めた状態です。

そしてカディ博士は、このポーズを取ること、つまり**強いフリ**をすることを繰り返していれば、支配性ホルモンの「**テストステロン**」の分泌が増加し、ストレスホルモンの「**コルチゾール**」の分泌が減少して、自分は強い人間だと自信がついてくると言います。

プレゼンや面接の前にトイレで2分間行えば効果てきめんとのことですよ。

実験は、①被験者の唾液サンプルを採取②「力強いポーズ」または「無力なポーズ」をとってもらう③ギャンブルをしてもらう④再度唾液サンプルを採取するというものでした。

結果、ギャンブルで賭けに出た確率（「**ストレス耐性**」）は、「パワーポーズ」を取った人は80％でしたが、「弱いポーズ」では60％に過ぎなかったといいます。

また、支配性ホルモンの**テストステロン**は「パワーポーズ」では**70％増加**したのに対し、「弱いポーズ」では10％減少、ストレスホルモンの**コルチゾール**は、前者は**25％減少**したのに対して、後者では逆に15％増加してしまったというのです。

40 なぜ勝負服は赤色なのか

　英ダーラム大学のヒル博士らは、2004年のアテネオリンピックのボクシングやレスリングの格闘技の結果と、青コーナー、赤コーナーとの関係を調べました。

　すると、赤サイドの方が、青サイドより10～20%勝率が高かったのです。

　オリンピックでは、赤、青のコーナーはランダムに割り当てられるのですが、赤色のユニフォームを身に着けると、それだけで勝つ可能性が高まるというのですが、なぜでしょうか。

　日本でも、徳川の最強軍団と云われた井伊の**赤備え**(甲冑などを赤色で統一した軍団編成)が有名ですね。

●**赤色のユニフォームは相手の士気を削ぐ**

　その原因は、赤や黄色の長波長の色は、**幸福感、充足感**と関連するため、相手の士気を奪ってしまうからなのです。

　ロチェスター大学の心理学者エリオット博士は、このことを

IQテストで確認しました。

　表紙やマーカーの色を白、赤、緑色と変えたのですが、結果、なんと赤色が最も成績が悪く平均より 20%も下回ったといいます。

　つまり、自分が赤色のカーテンで勉強してもはかどりませんが、相手の目に入るのが赤色である場合に、あなたが優位に立てるのです。

　生物においても、「赤」はオスの**相手に対する優位性を示す色**であり、雄ホルモンの一種であるテストステロンのレベルの高さを示すものと云われています。

　人間の場合も赤色の服は優性性を示すものなのです。

　なお、「あなたは、格闘技の選手です。青コーナー(または青いユニフォーム)と赤コーナー(または赤いユニフォーム)のどちらを選びますか?」というWebアンケートでは、赤色51.8%、青色48.2%という結果でしたが、男性では赤色55.8%に対して、女性は青色51.8%と逆となりました。

　やはり、男性の方がやや攻撃的なのでしょうか。

41　面白そうかどうかで決める

　あなたは、これから習い事を始めることにしました。その際、人に奨められたから、役に立ちそうだから、あるいは面白そうだからという理由で決めますか。

　正解は「**面白そうだから**」です。

●面白いことに挑戦すると、がん細胞も消滅

　「面白そうだから」で決めると、脳の報酬系が刺激され、幸せな気分になります。さらに「**ナチュラルキラー細胞**」（ウイルス感染細胞やがん細胞を攻撃するリンパ球）が活動を開始するとともに、痛みや炎症を和らげる「**インターロイキン6**」という免疫系物質が分泌されるのです。体内には、数千個のがん細胞が毎日生まれていると云いますが、「ナチュラルキラー細胞」は、適度な活性度を維持して、このがん細胞を殺してくれます。

　このように、楽しいから幸せを感じることができ、免疫物質の働きがよくなることで、心と体の健康によいということですね。

ロンドンで52〜79歳の約3,800人を対象とした調査が行われています。まず被験者に複数の質問に答えてもらい、それぞれの「幸福度」を評価します。
　そして、5年後に被験者の状況を追跡調査しました。
　その結果、最も幸福度の高いグループの死亡率は3.6%だったのに対し、最も幸福度の低いグループの死亡率は7.3%と2倍の差が出たのですが、年齢や生活環境などその他の要因を考慮すると、35%の差が出たということです。
　つまり、自分は幸せだと思っている人は、そうでない人に比べて発がんリスクや死亡リスクが低いということになります。
　結果、習い事自体も、みるみる上達すること間違いありません。
　逆に、役に立つという理由だけで始めると、心の状態が悪くなり、稽古にいくのも憂鬱になり、途中で挫折する可能性が高いでしょう。これは習い事にかぎりません。
　新たな仕事に挑戦する場合でも、新しい勉強を始める場合にも、専攻学部を決める場合でも、さらには友達を選ぶ場合でも当てはまりますよ。

42　自分で自分を褒めてあげたい

　1996年アトランタ五輪女子マラソンゴール後の有森裕子の「自分で自分を褒めてあげたい」は感動的でしたね。そうです。あなたも、もっと自分を褒めてください。人に自慢話をするのは嫌われますが、自分で自分を褒める分には誰の気分も害しません。

　人は褒められると、脳の**報酬系**が刺激され、「**ナチュラルキラー細胞**」が活性化するのですが、自分で褒めた場合でも脳の「**内側前頭前野**」の部位が自己評価して活動するのです。

　褒めるといっても、褒めるとこなんてないと言っているあなた、そんなことはありません。夜寝る前に、ノートに今日人に言われた「ほめ言葉」や「感謝の言葉」、褒められなくても自分はどんないいことをしたか、人の役に立つことをしたか、何を頑張ったかを書き出して、読み上げるだけでいいのです。反省文ではありません。

　自分はこのような人間になりたいという思いです。これを続けると、脳は幸せ感に浸り、あなたには必ず好運が訪れます。

●褒めても、褒められても脳は喜ぶ

さらに、人をどんどん褒めましょう。脳は、褒められるのも褒めるのも喜ぶからです。人を褒めるということは、その人に報酬を与えていることになります。

ただ、人を褒める場合は、嫌みにならないよう、また単なるお世辞ととられないよう、言い方に注意が必要なことは言うまでもありません。

相手の短所は寛容にして、長所を見つけて褒めることです。子供に「勉強は苦手だけどお絵描きは上手ね」というように。

できれば、相手が気のついていない長所を見つけて褒めるのが一層効果的です。

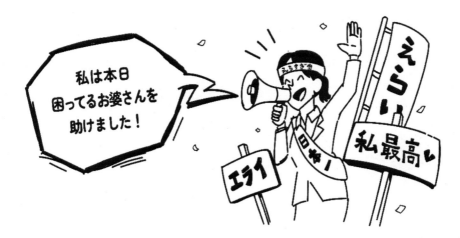

43 自分で選んだ方法だと成功する

「**自己決定感**」とは、自分で選んだ感覚のことです。

玉川大学脳科学研究所の松元健二博士らの研究チームが、この「自己決定感」が課題の成績に影響するかどうかについて、MRI（磁気共鳴画像撮影装置）を使って実験しました。

課題は、0.05秒以下の誤差で、ストップウォッチを5秒で止めることができれば成功、できなければ失敗という単純なものですが、Aチームの人は、それぞれストップウォッチのデザインを選ぶことができる（**自己選択条件**）こととし、Bチームの人はストップウォッチを選べない（**強制選択条件**）こととしたのです。

●自分で決めれば成功する

結果、Aチーム（自己選択条件）の90%の人は、単にストップウォッチのデザインを自分で選べただけなのに、ポジティブな気分になり、成績もBチームより良かったといいます。

MRIで測定すると、失敗したときは、Aチームの人もBチーム

の人も「**腹側線条体**」の活動が低下したことは同じなのですが、「**腹内側前頭前野**」の部位は、Ａチームについては失敗に対する活動低下が見られませんでした。

　自分で選んでいようと、いまいと、失敗すると、脳の「腹側線条体」が低下し、次からは同じ行動をとらないようにとの指令がでます。

　さらに、自分で選んだ感覚がある場合には、失敗しても脳の前方にある「腹内側前頭前野」の部位の活動は低下せず、失敗の原因を究明して、どうすれば次回は成功するかを考えてくれるというのです。

　このように、仕事においても、自分で選んだ方法でやると、たとえ失敗した場合でも、次はどうしたら成功できるかを自分で考えます。

　しかし、人に指示されたやり方で仕事をしても、原因分析したり、成功するやり方を考えたりはしないものなのです。

　従って、部下にはやり方のヒントだけ与えて、部下自らが考えたと思わせるのがいいといえましょう。

44　作り笑いでも脳には笑顔と同じ

　昔から、「**笑う門には福来る**」と云われ、笑顔は周りをハッピーな気分にさせます。本人にとっても、笑顔はコミュニケーションの最大の武器です。

　また、笑うことで免疫力が高まり、病気にかからなくなり、記憶力や集中力を高めるという効能もあるといいます。

　ただ、面白くもないのに「笑え」といわれても、なかなか難しいですね。最近のお笑い芸人もあまり面白くないですし。では、どうしたらよいのでしょう。それは「**作り笑い**」をすることです。

●**箸を横にくわえれば笑顔の表情ができる**

　独オットー・フォン・ゲーリケ大学マクデブルクのミュンテ博士の実験では、お箸を横にくわえた被験者と、お箸を縦にくわえた被験者に、それぞれ漫画を読んでもらい、どの程度面白かったか採点してもらいました。すると、お箸を横にくわえた人の方が高い点数をつけたそうです。

次に、「おいしい、死、親切、ほめる、負ける、笑う、失敗、暗闇、遊園地…」という単語の中から「楽しい単語」をピックアップしてもらいました。この場合も箸を横にくわえた人の方が、早くピックアップできたそうです。

　これは、**箸を横にくわえる**と表情筋の使い方が笑顔と似てくるため、脳の報酬系の神経伝達物質である「**ドーパミン**」が分泌されるということになります。つまり、「作り笑い」をすれば、笑ったと同じ効果があるということです。

　トロント大学のサスキンド博士の実験では、被験者に「恐怖」の表情と「嫌悪」の表情をしてもらいましたが、「恐怖」の表情をすると視界が広がり、眼球の動きが速まり、鼻腔も広がりました。恐怖の準備にスイッチが入ったのです。

　一方、「嫌悪」の表情をしてもらうと、視野が狭くなり、知覚が低下、鼻腔は狭くなりました。このように顔の表情を作ることにより、本人の精神や身体の状態に影響を与えることができる（「**顔面フィードバック効果**」）のです。

　さあ、あなたもまずは「作り笑い」から。

45　熱烈な恋愛も3年が限度

　人が恋に落ちると、「ドーパミン」や恋のホルモンと呼ばれるPEA(フェニルエチルアミン)が脳下垂体から分泌され「快感」を感じます。胸がドキドキしたり、相手のことしか考えられなくなり、周りのものが見えなくなったりしますね。

　しかし、「惚れたり腫れたりは当座のうち」との諺があるように、熱烈恋愛期間は短ければ半年、長くても4年までといいます。

　「ドーパミン」は、ブレーキホルモンが働きやすい上、PEAの放出期間も4年が限度であるからです。

　心理学者のヘレン・フィッシャーは、世界60カ国以上の離婚状況を調査した結果、離婚が多いのは結婚後4年であったといいます。体内で生成された催淫剤は、自分たちの子供の生存可能性を高めるための効率的メカニズムであるというのです。

　またフィッシャーによると、赤ん坊が可愛い顔をしているのも、両親に世話してもらうためだといいます。

　では、離婚しなかった夫婦は「生活のため」や「子供のため」

という理由で嫌々結婚生活を続け、ドーパミンの方は、「不倫」の方で放出しているのでしょうか。

●**結婚5年以降も幸せなカップルは**

恋愛期間が過ぎても、幸せでいるカップルは、パートナーが「一緒にいると安心できる」「安らぐ」という存在になっているのです。このような穏やかな愛情関係になると、リラックスさせる神経伝達物質である「**セロトニン**」や大切な人との絆を深め、手をつなぐなどのスキンシップをすることにより分泌される「**オキシトシン**」により「**幸福感**」に浸ることができるといいます。

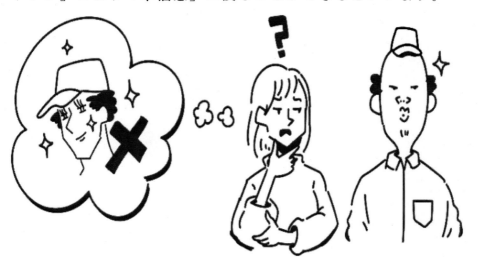

46　人は見た目で判断する

　初めての不動産屋さんに物件を探しに行く場合、ぱりっとした服を着ていくときとそうでないときとでは、相手の対応が全然違いますね。

　営業マニュアルでは、「お客さまを見た目で判断してはいけません」と書いてあり、実際ヨレヨレの服を着ているけどお金持ちという人もいるのですが、どうしても外観だけで判断してしまいます。

　脳は、エネルギーを節約するため、直感的に**見た目だけで人を判断**してしまうのです。

　アメリカの心理学者レオナルド・ビックマンの実験はというと、電話ボックスに10セント硬貨を置いておき、電話ボックスに入った人に「すみません、そこに10セントがありませんでしたか？」と尋ねます。

　すると、身なりのいい人が尋ねたときは約8割の人が「あっ、これですね」と返してくれたそうですが、身なりのよくない人が

尋ねると約3割の人しか返してくれなかったそうです。

●身なりがいい人の方が寄付も集められる

人はお金をもっていそうな人を信用するようですね。詐欺師も、姿を現わすときには立派な身なりをしています。

これは、寄付を募るときでも同じようです。ブランドの服を着た人の方が2倍以上の金額を集めたという実験結果もあります。

寄付の場合は、見返りはないのですが、無意識に見返りを期待しているのです。

アンケートを依頼する場合にも、同様の実験結果が出ています。ブランドのロゴ入りの服を着ている人がアンケートを求めた場合52%の人から回答を得たのに対し、ノーブランドの服の場合は、14%の人からしか回答を得られなかったのです。

このように、身なりを整えることは、相手にいい影響を与え、より多くのいい情報を得ることができます。

さらに、自らも自信をもち、ポジティブな気分になり、幸運を呼び込む機会がそれだけ増えることになるでしょう。

47　幸福度のピークは82歳

　米ダートマス大学のデービッド・ブランチフラワー教授が、世界132カ国で、人生の「**幸福度**」と年齢の関係を調べたところ、年齢とともにU字型カーブを描き、40代から50代前半までが最低迷期になりますが、その後徐々に回復していくことがわかりました。

　日本の場合は、49歳が最低で、最高値になるのは82歳ということでした。「ストレス」や「不安」「怒り」といったマイナスの感情も、年齢とともに徐々に減っていくようです。

●**年配者は損に固執しない反面騙されやすい**

　また、コロラド大学のウッド博士らは、20歳前後から50歳以上の人に「おいしそうな料理」などプラスの写真と、「椅子」など中立的な写真、そして「衝突事故にあった車」などマイナスの感情を引き起こす写真を見てもらい、脳波の測定を行いました。

　すると、若者はマイナスの写真に強く反応する（「**ネガティブ**

バイアス」)のに対し、年配者はプラスもマイナスも同じ反応でした。感情を司る「**扁桃体**」は、マイナスの感情に関与しますが、年配者の場合は、プラスの写真を見たときに活動したのです。

また、「儲かりそうだ」と感じたときはどちらも反応しますが、「損をしそうだ」との予感があるときは、若者の脳は強く反応するのに対し、年配者はあまり反応しません。年配者は損に対する固執が少なくなっているといえるでしょう。

このように、年を重ねるとマイナス要因は減っていくのですが、反面詐欺にあいやすくなっているということです。

なお、「運がいいと思っている人」のWeb調査(N-123)でも **50歳前後が最も低く、65歳以上が最も高く**なっています。

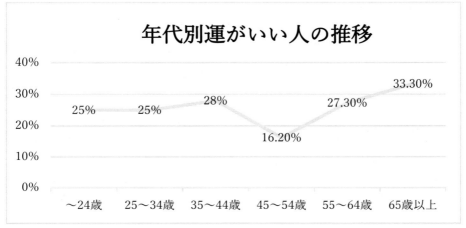

「幸せ脳」まとめ

◎自分は、運がいいと宣言する

◎運がいい人と一緒にいる

◎早寝・早起きをする

◎適度なストレスを与える

◎脳は、他人と比べたがる

◎いつも胸を張っていると自信がつく

◎勝負服は赤色が正解

◎面白いと思うことに挑戦する

◎脳は、褒めても褒められても喜ぶ

◎作り笑いであっても笑顔が一番

◎熱烈な恋愛も3年が限度

◎幸福度は中年が最低だが82歳で最高に

第4章
不思議脳

壊れたコンピュータ(脳)にとって天国も死後の世界もない。それらは闇(死)を恐れる人のファンタジー（おとぎ話）である
（スティーヴン・ホーキング）

48　雑踏のなかでも私を呼ぶ声が聞こえる

　私たちは、大勢のいるパーティやイベント会場などの場所でも、遠くにいる知人の声を聞き分けることができます。さらに、自分の名前や勤務先の会社の名前など特に関心をもっている言葉を雑踏のなかで聞き分けることができるのです。

　このように無意識に重要な情報を選択できる脳の働き（「**選択的注意**」）を認知心理学では「**カクテルパーティ効果**」と呼んでいます。

　アンヌ・リーズ・ジロー博士の研究では、知覚活動を行っているデルタ波やシータ波などの脳波は聴覚を通じて入ってくる情報を適度な数十秒間の時間単位にパッケージ化して、音楽や言語の情報を処理する基礎にしているとのことです。

　音声データの中からノイズをカットして信号をクリアにするというアルゴリズム（演算方式）は既に開発され、潜水艦のソナー（水中の物体を模索する装置）にも実用化されています。

　ただ、これを実際の脳に実装するには、隠れた場所にあるシナ

プス同士が、お互いの情報を共有する必要があり、その仕組みはまだ未解明とのことです。

●認知フィルターが切り替えられる

認知心理学によると、パーティ会場では、今話している人の声のトーンに周波数を合わせているので、他の声は聞こえないのですが、自分にとって重要なセリフは聞こえ、大きな声が聞こえると、脳にある**音声認知フィルター**が自動的に切り替えられるといいます。「パーティ会場など多くの人が雑談している中で、自分の名前など関心のある言葉だけが自然と耳に入ってきた経験はありますか？」というWebアンケートによると、47.3%（男性44.2%,女性50.0%）の方が経験ありと答えています。

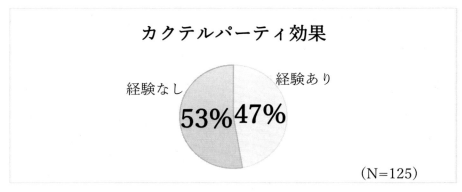

49　同じ景色でも人により見え方が異なる

　五感(視覚、聴覚、味覚、嗅覚、触覚)は、目や耳、舌、鼻、皮膚といった専門器官で受容され、その信号を電気信号に変換して脳に送られます。

　元々色は電磁波の波長にすぎなく、音は空気の振動に過ぎないのですが、脳は送られてきた情報を解読して、現実世界を作っているのです。

　視覚を例にとれば、目の網膜は明るさや色の分析の情報をとらえ電気信号に変換して脳に送ります。

　目の網膜の表面から集まる神経線維の数は約 100 万本に達しますが、これが目から出ていく場所には、光を検出する視細胞の入るすき間がなく、この部分の像を見ることができません。

　光にあたっても見えないので「**盲点**」と呼ばれています。

　この盲点は片方の目でしか見えないのです。

　しかし、この盲点に相当する領域は、脳が見ている状況に最も都合のよい色や形で埋め合わせていますので、視野が欠けている

ことを感じさせません。

　また、色を感じるのは最もピントが合っている視野の中心だけで、ここには赤、緑、青のそれぞれ感受性の高い視細胞が存在しているため色が認識できますが、「**周辺視野**」と呼ばれる部分は、単に光の明るさを感じる細胞だけが存在し色を感じることができません。それでも脳がこれを勝手に補ってくれています。

●脳は映像プロデューサー

　このように脳は送られてくる情報を元に映像をプロデュースしているのです。

　従って、人によりこのプロデュース力が異なるため、同じ時に、同じ場所で同じものを見ても、違って見えることになります。

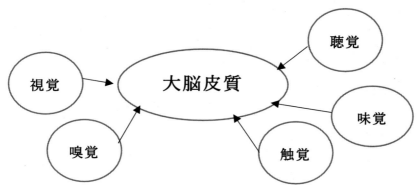

50　脚を失っても義肢に痛みを感じる

　不慮の事故、あるいは病気で手足を切断せざるを得なかった人が、失った手足の痛みを感じるという現象を「**幻肢痛**」と呼んでいます。痛みだけでなく、関節の動き、触感、冷たさ、温かさといったすべての感覚が残るのです。

　腕や脚についての一連の情報は脳の回路に残り続け、**脳の内的モデルは変わらず残っている**ためと云われています。

　視覚や聴覚を失った人のうち、幻視や幻聴を起こすのは、10～20％と云われていますが、手足を切断された人は、ほぼ全員がこの「幻肢」を起こしているそうです。

　幻肢は、切断後数日以内には始まり、一時的な場合もありますが、数年以上に及ぶ場合もあります。

　また、幻覚や幻聴は自分でコントロールすることはできませんが、幻肢の場合は、自らコントロールすることが可能であると云われています。

　現に義肢を使うと、義肢が体の一部のようになり、地面の小さ

なでこぼこも感知できようになるということです。

実際、第一次大戦で片足を失った著名な登山家ジェフリー・ウィンスロップ・ヤングは、自ら設計した義肢を使ってマッターホルン登頂に成功しました。

同じく、第一次大戦で右腕を失った名ピアニストのパウル・ウィトゲンシュタインは、左手だけで両手を使っているような演奏を続けることができたといいます。

左手に右手の指の感覚を全て感じていたようなのです。

●鏡を使って脳を騙す

この幻肢痛には、もちろん痛み止めや痒み止めはききません。

しかし、アメリカのラマチャンドラン博士は、鏡を使った治療法を開発しました。ミラーボックスに存在している手を入れてもらうと、脳が錯覚し、片方の手も復活して自分の意思で腕を動かせていると感じたのです。

そこで、存在している手を擦ってやると、失った手も擦られていると勘違いして、痛みを消し去ることができたといいます。

51　注意を向けているもの以外は見えない

　ハーバード大学で「非注意による盲目状態」と呼ばれる現象を検証する実験が行われました。

　白シャツを着たチームと黒シャツを着たチームがバスケットボールの試合をしているビデオを学生（被験者）に見てもらい、白シャツの選手が何回パスをしたかを数えてもらい、黒シャツの選手のパスは無視するようにとの指令です。

　しかし、実験の目的は、パスの回数を正確に数えたかではなく、ビデオの途中で登場したゴリラの着ぐるみを着た女子大生を見たかどうかでした。

　ゴリラは約9秒間登場し、選手の間に入り込み、カメラに向かって胸を叩き、そのまま立ち去っています。

●目前に目立つものが現れても気づかない脳

　ところが、なんと約半数の学生はゴリラには全く気づかなかったというのです。その後、この実験は何度も繰り返され、テレビ

番組でも取り上げられましたが、同じ結果だったといいます。

　パスを数えるのに夢中になって、予期しない目立つ大きな物体が目の前に現れて派手な動きをしているのに、気づかなかったのです。実際、パスの数を数えなくてもいい場合には、全員ゴリラの存在に気づきましたから。

　このように目に見える世界のある一部や要素に注意を集中させているときは、目の前のゴリラに対して盲目状態になっているということでしょう。スマホを横目で見ながらの運転がいかに危険であるかが分かりますね。

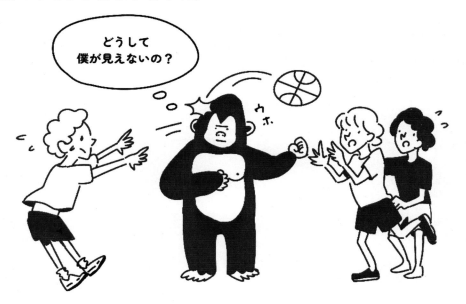

52　幻覚は誰でも見ることがある

　TVのオカルト番組で、夜、車を運転していたらトンネルの中で幽霊を見たという話がよく取り上げられますね。

　これは「**幻視**」という現象で、長時間果てしなく続く道路に注意を集中している長距離ドライバーや何時間もレーダーを監視し続けるパイロットなど視覚刺激が単調な場合は幻視を引き起こしやすく、聴覚刺激が単調な場合は幻聴を引き起こしやすいと云われています。

　もう一つは、外の世界から遮断された真っ暗なトンネルの影響です。

　「**幻覚**」(幻視、幻聴など)は脳の病気や薬物依存者でなくても、状況によっては、誰でも経験する可能性があります。

　ウィリアム・ベクストンらの研究では、14人の学生に光と闇しか知覚できない半透明のゴーグルをつけさせて防音の個室に数日間閉じ込めました。

　結果、全員が光の点滅や幾何学模様を見るようになり、うち7

人は人物、動物、建物、景色などが見え、うち3人はジャングルで移動する動物などの動画面が見えたとのことです。

アルバロ・バスカル・レオーネらの研究では13人の被験者に目隠しをして生活してもらったのですが、2日目以降全員が幻覚を体験し、そのうち数人は、まばゆいほどの夕日や美しく輝く景色を見るようになったといいます。

ババク・ボルージェルディらの研究では、22日間目隠しされた被験者の脳をfMRIで測定しました。

すると、脳の**後頭葉と下部側頭葉の両方の視覚系**が、幻覚とぴったり同時に活性化することがわかったということです。

●事故物件で感じたのは幻覚か

Webアンケートで「あなたは事故物件(前の居住者が事故死、自殺、孤独死)に住んだことはありますか。その時何か奇妙な現象はありましたか」という問に対し、住んだことのある人は5%でしたが、**住んだことがある人の20%は、奇妙な現象があった**というのですが、これも幻覚でしょうか。

53　デジャヴはなぜ起こるのか

　初めて来た場所なのに「ここは、前に来たことがある」、初対面の相手なのに「以前にどこで会ったことがある気がする」、会話しているときに「前にもこういったやりとりをしたことがある」と感じたことはありませんか。

　デジャヴ（既視感） という現象です。

　Webアンケートでは、**58.2%**（男性53.8%、女性62.1%）が「体験あり」と答えています。このデジャヴが起こるのは、「**類似性認知**」つまり、異なるものを似ていると判断する脳の働きだといえましょう。

　初めて訪れた公園の出来事であっても、複数の要素が一致すると、あたかも全く同じことを経験したかのように感じてしまうのです。

　子供の頃の記憶や旅先で見た景色は、印象的に脳に残りやすく、またTVや雑誌で見た景色や会話でも繰り返し記憶が蓄積されると自分の体験のように思い込んでしまいます。

●デジャヴは、無意識に見た記憶の想起

さらに、特定の物に注意を集中しているとき、脳は周辺の環境を無意識に取り込んでいるため、目を周囲に戻すとデジャヴが起こることもあるということです（「**分離注意理論**」）。京都大学の楠見研究室では、103名の大学生に16の場所・場面を挙げて調べたところ、並木道、古い町並み、公園、校舎、神社などについては、3割以上の人からデジャヴ経験の報告がありました。

これらの光景は、しばしば目にし、相互に類似しているため、光景は重なり合い、細部は失われた形での典型的光景が記憶され、新たに目にした光景と類似性があると既視感が起こるといわれます。

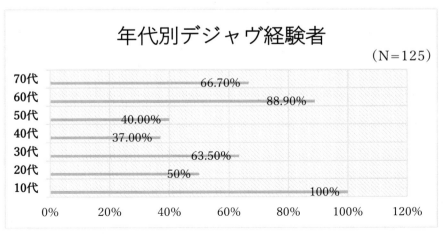

54　楽しい時間はあっという間に過ぎるのは

　「楽しい時間はあっという間に過ぎる」のに「苦しい時間は長く感じる」ということはありませんか。時計が刻む物理的時間と我々が感覚的に経験する**心理的時間**は異なるのです。

　東京大学の池谷裕二研究室では、ラットを使った実験により、脳の「**海馬**」と「**線条体**」のニューロンの中に時間を分単位で知覚するニューロンがあることを証明しました。

　実験は、部屋の一角の小窓に5分おきに機械からエサが出されるため、ラットは5分おきに小窓に来るのですが、ラットに薬を投与し海馬の働きを抑制してしまったところ、いくら時間が経過しても小窓に来なくなったのです。

　このことから、「海馬」と「線条体」にあるニューロンには、時間の長さを認識する役割があり、それによって報酬（エサ）計算に役立っていることがわかりました。時間というものは、新しい記憶と古い記憶の間に時間差があることで感じることができるのです。

人間の場合も、海馬の切除手術をした患者は、手術前で時間がストップしてしまいます。

●心理的時間は年齢に反比例する

楽しい、嬉しいと感じると、大脳基底核から出る神経伝達物質の**ドーパミンが大量に放出**される結果、体感時間が短く感じられますが、退屈しているとドーパミンは少なく、長く感じることになるのです。また、時間経過に対して向けられる頻度が高いほど、主観的時間は長く感じられ、逆に頻度が低い場合や他の事柄に注意を向けられているときは、短く感じられます。

さらに、運動の後など身体的代謝が激しいときは１分間の脈拍数が多くなるため、１分間が長く感じられますが、逆に、身体的代謝が落ちているときは、１分間が短く感じるのです。

なお、年配者ほど１日や１年が短く感じるのは、年齢を重ねるにつれ新鮮な経験が少なくなり、かつ自分の人生における１年の比率が小さくなるためで、体感として70歳は7歳の10倍の速さで時間が過ぎると感じることになります(「**ジャネーの法則**」)。

55　胎児は胎内で大人の話を聞いている

　1〜2歳児の幼児が急に経験したことのない筈の様々な出来事を喋り出し、聞いた両親がびっくりすることがよくあります。

　これは前世の記憶を思い出して喋っているのではないか、あるいは霊が憑依したのではないかという人もいますが、胎児の時代に情報を収集し、記憶し、学習したことを喋れるようになった時点で喋っているだけなのです。

　米ノース・カロライナ大学のデキャスパーらは、胎児の時代にも学習されていることを確認するために、2つの乳首の一方を吸うと母親の声が、他方の乳首を吸うと他人の声が聞こえる装置を使い実験しました。

　結果、生まれたばかりの赤ん坊は、母親の声がでる乳首を好んで吸ったのです。

　これは**胎内で母親の声を聞いていたため**、母親の声を選択する脳回路が形成されていることを証明することとなりました。

　妊娠後24週ごろには、聴器官や聴神経ができ、5カ月目には

音を感受することができ、10カ月目には外界の音にも反応できるようになるのです。

また、**妊娠5週目頃には胎児の脳が発達し、記憶や学習ができる**ようになります。ただし、記憶しておける期間が短いため、何年もして思い出すことはないのですが。

●胎児は胎内で聞いた話の内容を覚えている

デキャスパーらは、妊娠7か月の女性の被験者に物語を読んでもらい、生後乳首を使って物語を覚えているかをテストしましたが、今度は「知っている物語を読む母親の声」だけでなく、「別の物語を読む母親の声」「知っている物語を読む他人の声」「別の物語を読む他人の声」のテープも用意しました。

すると、「**知っている物語**」であれば、他人の声であっても反応したというのです。

そして、**生後18カ月頃幼児に語彙爆発**が起こり、新たな言葉を週に約40語も覚えるようになります。この時期、胎児の時代も含めて記憶、学習した物語を一気に喋り出すのです。

56　左側にえこひいきする脳

　魚の絵を描いてみてください。

　頭を左側に書いたのではありませんか。そう、図鑑でも、魚屋さんの陳列でも、頭は左、尻尾は右に向いていることが多いですね。また、どの商品でも左側の棚に陳列した方がよく売れたという実験もあります。

　「線分二分タスクテスト」では、被験者に線分の中央を指し示すよう指示するのですが、多くの人は中央よりも左側を指し示すようです。

　また、「ランドマークタスクテスト」で、写真や図形の中心を指し示すよう依頼すると、同様に左側を指す人が多いといいます。

　このように視野の片方を重視して、もう一方を無視する現象は**「シュードネグレクト（疑似無視）」** と呼ばれていますが、この左側重視の傾向は、**視覚だけでなく触覚や聴覚**においても観察されているのです。

　脳の体の支配は左右逆ですから、右大脳半球を損傷している患

者は、左側の身体情報を無視してしまいます(「左側無視」)。

しかし、健常者が「**左側重視**」するのは、右脳半球が空間処理情報を担当し、全体像を認識することに重要な役割を担っているため、左側の空間情報をより詳細に処理し、結果として左側に注意を向けやすくするのではと考えられていました。

●**好きな人の左側に座ると仲良くなれる**

ところが、イスラエルのヘンドラー博士の 2007 年の論文では、右脳だけでなく、左脳もまた左側を重視する傾向があるというのです。

また、ドイツのデーカンプ博士の研究によると、「脳梁」(左右の大脳をつなぐ経路)の発達していない鳥にも左側重視の傾向があると云います。とすると、この「左側重視」も、進化の過程での産物なのかもわかりません。

日常生活では、運転するときや歩くときは、目がいかない右側にも注意すべきでしょう。また、パーティなどでは、好きな人や親しくなりたい人の左側に座るのがよいことになります。

57　脳が指令するデザートは別腹

　もうお腹一杯になったのに、デザートが出てくると「甘いものは**別腹**」と軽く平らげてしまいますね。

　これは、脳の「**前頭前野**」という部位がデザートを見ると、胃の中に別腹をつくれと指令しているからなのです。

　空腹で食事をしているときは、前頭前野はあまり反応していません。

　視床下部にある食中枢からの指令によって食欲が生まれているからなのです。

　ところが、おいしそうなデザートを見てしまうと、それに反応した前頭連合野が摂食中枢に指令を出し、次には「**オレキシン**」と呼ばれる摂食促進物質が、オレキシンを放出するニューロンが広範囲に渡っている**視床下部**に放出されます。

　このオレキシンの分泌量が増えると胃の働きが活発になり、胃のなかに既に入っているものの一部を小腸に送り出し、胃の中に別腹ができるのです（坂上雅道監修『すごい脳科学』）。

●**デザートの写真を見るだけで別腹指令が出される**

従って、ダイエットをしている人は、まず甘いものを取り上げているＴＶや雑誌を見ないようにすることでしょう。このオレキシンは、実際にデザートを食べるときだけでなく、おいしそうなデザートを見るだけで放出されるのですから。

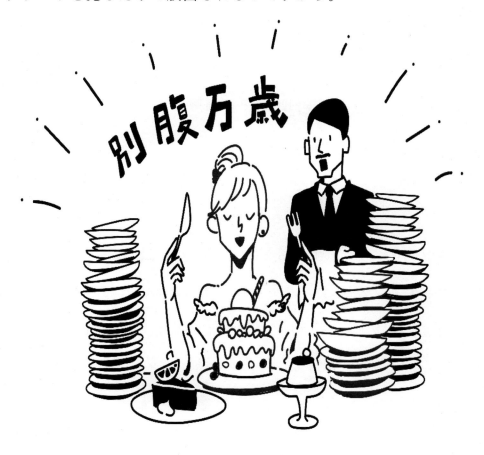

58　脳は呪力をもつのか

　あなたは、理不尽な意地悪をされて、由なく罵倒されて、あるいは陰口を言われているのを人づてに聞いて、「こんな奴消えてしまえばいいのに」と思ったところ、ある日突然本当にその相手が死んでしまい驚いた経験がありませんか。
　これは単なる偶然なのでしょうか。
　自身子供のころから何度かその経験をもつという脳科学者の中野信子博士は呪いをかけただけでは生じないが、相手が呪いをかけられたことを知ったときはあり得る現象だと言います。

●呪いをかけられていると知ったとき死は訪れる
　プードゥー教(西アフリカやアメリカ南部の奴隷たちに広がった精霊信仰)の呪いは、相手が「自分は力のある呪術師から呪いをかけられている」と知ったとき死が訪れるというのです。
　つまり、呪いの効力と、相手の悪意を素直に信じるという認知メカニズムが、自らを殺そうとする方向に向いてしまうといいま

す。悪意を向けられていると感じると、脳は**ストレスホルモン**が分泌される一方、**オキシトシンの濃度が上がらない**ことで創傷は治りにくくなり、免疫力も落ちるので、感染症にも罹りやすくなるのです。

加えて、自律神経のバランスも悪くなり、相手の健康にかなりのダメージを与えるといいます（中野信子著『脳の闇』）。

このような体験は私だけだと思っていたのですが、Webアンケート「あなたは心のなかで居なくなったらいいなと思っていた人が、ある日突然居なくなり驚いた経験はありますか」という質問に14.5%が「経験あり」と答えているのです。

中でも、30代女性では31.3%、50代男性では25%が「経験あり」と答えています。

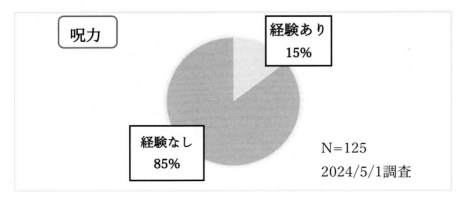

59　脳は偽りの記憶を創り出す

　記憶に関する実験があります。①まず、被験者に自動車事故の映像をいくつか見せた後、それぞれ何が起きたかを説明してもらい、映像に関して質問するのです(**本物の記憶の想起**)。②次に、2つのグループに分け、Aグループには車が「接触」したとき、Bグループには、車が「激突」したときのスピードがどの程度だったかを尋ねます。するとAグループの方が、スピードが遅かったという答えでした(**新たな情報を古い情報とともに貯蔵**)。③そして1週間後、被験者に記憶を想起させ、現場にガラスの破片が落ちていたかどうかを尋ねます(実際には落ちていなかった)。

　すると、Bグループの方が割れたガラスを思い出した人が多かったというのです(**偽りの記憶の想起**)。

　記憶を想起するときは、元の体験で活動したのと同じニューロンのネットワークが再発火して心によみがえらせるのですが、想起している間、記憶は変化しやすい不安定な状態になるため、再度固定化し貯蔵し直さなければなりません。そのとき新しい情報

が入ってくると元の情報とともに貯蔵されるのですが、次にその記憶を想起するときは、どちらが新しいかを見分けることができず、偽りの記憶を本物と思い込んでしまうのです。

● **証人尋問も半分以上は偽りの証言**

「落としの鬼刑事」は犯人から自白を引き出しますが、逆にやってもいないことを自白させることも可能で、刑事役の心理学者が学生を取り調べ、70%の学生から偽りの自白をさせることに成功したという実験もあります。実際、法廷での証言も質問次第で、3回の尋問で56%の人が偽りの証言をしているということです。

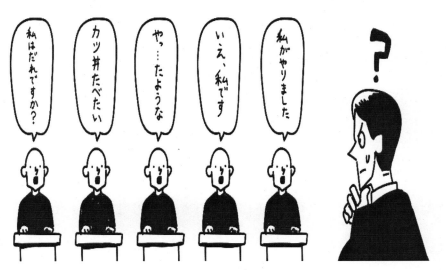

60　脳は警戒警報を出したがる

「この飛行機落ちるのでは」「プレゼンうまくいくかな」と、私たちは様々な局面で「**不安**」を感じます。

脳が「不安」(危険かも)を感じると、「**ストレス(現実の危険)システム**」が起動しますが、その際、脳の「**扁桃体**」の部位が警報を発する役割を果たします。

いわば脳の「火災報知器」というべきものですが、魚を焼いた煙を感知しただけでも大事をとって火災報知器が鳴るように、扁桃体の方もちょっとした危険が感じられたときでも念のために警報を鳴らすのです。

警報が鳴ると、ストレスシステムが起動して、心臓がドキドキして息苦しくなります。すると、心臓と肺からのシグナルを本当に危険なことが起きている証拠と受け取り、ストレスシステムのアクセルをぐいっと踏み込んでしまうのです。そして、脳は益々危険と認識し、「パニック発作」を引き起こします。これを防ぐには、発表の前にドキドキしてきたら、息をゆっくり吐くこと(**呼**

吸法）です。すると、**副交感神経**が活発になり、心が落ちつくでしょう。また、今の感情を言葉にして表現するのもよい方法です。

　前頭葉の中央部分は、自分自身にフォーカスしていて、身体のなかで何が起きているかを把握し、感情やモチベーションに働きかけています。

　一方、前頭葉の外側の部分は周りで起きていることにフォーカスし、問題解決や計画に関わっており、扁桃体が警報を鳴らした時にブレーキをかける役割も担っているからです（アンデシュ・ハンセン著『メンタル脳』）。

●扁桃体のお陰で命拾いすることも

　しかし、この「**扁桃体**」のお陰で命拾いすることもあります。トラックが暴走しているという視覚的なシグナルが目に入ってから脳の奥にある視覚野の部位に届くにはコンマ何秒かかるため、トラックを認識した段階では轢かれてしまいますが、**視覚シグナルが視覚野まで届く途中に危険をチェックする「扁桃体」**があるため警報を出し、後ろに引き下がり命拾いできるのです。

61　金縛りは脳のいたずら

　寝ていたら、突然体が硬直し、恐る恐る目を開けてみると知らない人が布団の上にのっかかってきて押さえ込んでくるので、はね返えそうとするのだが力が入らないという経験はありませんか。「金縛り」という現象ですね。

　従来は、心霊現象ではないかと思われていましたが、医学的には「**睡眠麻痺**」と呼ばれる現象とされています。

　睡眠は、大脳を休息させる「ノンレム睡眠」と身体は休んでいるが、脳は活発に動いている「レム睡眠」が交互に訪れますが、「**金縛り**」は「**レム睡眠**」中に起きるので、筋肉を動かせない状態にあるため、押し返すことも、目を開くこともできないのです。

　なかには、亡くなった人が出てきて、首を絞められ苦しかったという「幻覚」を見る場合もあるのですが、これはレム睡眠中に見ている夢だといいます。

　レム睡眠中は、感情情報の処理に関わる脳の「**扁桃体**」の部位が活発になりますが、扁桃体は、恐怖や不安の感情のコントロー

ルを担当していることから、怖い夢になりがちなのです。

●金縛りの主な原因はストレス

　この金縛りは、過眠症という脳機能障害で起きることもありますが、通常は、過労や寝不足、睡眠の質の低下から起こるもので心配いりません。

　ストレスを貯めこまないようにする、就寝前にスマホを操作しない、部屋を適温にするなどして、良質の睡眠を確保することなどが予防策となります。

　なお、Web アンケートでは、金縛りの体験者は 41.8％(男性 38.9％,女性 45.6％)となっています。

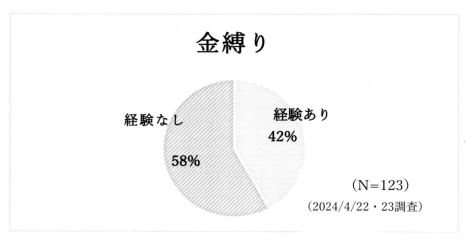

(N=123)
（2024/4/22・23調査）

62　幽体離脱は誰でも体験できる

臨死体験談では、「**幽体離脱（体外離脱）**」した話が必ず出てきますね。「身体が浮かび上がって、病床の自分の身体や医師の様子を上から見ていた」というものです。

しかし、この「幽体離脱」は、臨死状態でなくても、誰にでも経験し得ることなのです。

LSDなどの麻薬、麻薬を使う全身麻酔、高地での登山やマラソンなどの過激な運動、脱水状態、明晰夢や金縛り体験時、出産直後、ヨーガの行、感覚遮断、外傷性脳損傷、さらには、モンロー研究所が開発した**ヘミシンク**（体外離脱を誘発するサウンドシステム）のCDも発売されています。

ジュネーブ大学病院のブランケ博士らが、意識のある状態のむき出しの脳に電極を挿入して、左側の**側頭ー頭頂接合部を刺激**するという実験を行ったところ、被験者は、部屋に誰かいるという気配を感じました。

本人は気づかなかったのですが、それは本人であると確認でき、

心はそのままで体が背後にテレポートしていたというのです。

またブランケ博士は、右側の側頭葉の「**角回**」の部位を刺激すると、被験者の意識は2mほど舞い上がり、天井付近から「ベッドに横たわっている自分が見えた」といいます。

● **幽体離脱回路は、俯瞰力のためにある**

サッカーの選手の中には、上空からフィールドが見え、パスのコースが読めるという「**俯瞰力**」を備えた人がいますが、これも「幽体離脱」現象と同様のものといえるでしょう。

この俯瞰力は、私たちが社会で生きていくために有効な能力ですが、幽体離脱の脳回路は、この俯瞰力のために備わっているのかもわかりません（池谷裕二著『脳には妙なクセがある』）。

Webアンケート（N=123）によると、幽体離脱（体外離脱）の体験者は10人に1人でしたが、男性(3.8%)より女性(15.8%)に多く、特に、35～39歳の女性に至っては37.5%、45～54歳の女性は25%の人が経験しているということでした。

幽体離脱(対外離脱)は、臨死体験の専売特許ではないようです。

「不思議脳」まとめ

◎雑踏の中でも関心のある言葉は聞こえる
◎手足を切断しても、痛み等の感覚は残る
◎注意していないと、目前のものも見逃す
◎幻覚は、外界から遮断すると起きる
◎デジャヴは、無意識に見た記憶の想起
◎ドーパミンの放出で体感時間が短くなる
◎胎児は、胎内で聞いた話を覚えている
◎好きな人の左側に座ると仲良くなれる
◎デザートの写真を見ると別腹指令が出る
◎脳は、偽りの記憶を創り出すことも
◎扁桃体が事前に危険を察知し命拾いも
◎幽体離脱は俯瞰力のためにある

第 5 章
意識脳

あらゆる現象は、本質的に存在するものではなく、鮮明な鏡に映る姿のようなものである

（仏陀）

63　意識が宿るのは脳か心臓か

　私たちは起きているときは、「私」という存在や、私の周囲の状況など外からの刺激や、内部で起きる思考や感情を認識しており、これを「**意識**」と呼んでいます。

　では、意識はどこから生まれ、どこに宿り、死後は消滅してしまうのでしょうか。

　私たちの脳には、約 1,000 億個のニューロンがありますが、その 80％は感覚器官や運動器官を通じて外界との情報交換を行い、運動指令を発する「小脳」です。しかし、小脳は損傷しても取り去っても意識には全く影響を与えません。

　意識に関連する部位は、僅か 200 億個のニューロンしかない「**大脳皮質系**」つまり、**大脳皮質や視床、前障**の部位だとされています。

　ただ、恐怖を感じたり興奮したりすると心臓がドキドキし、また心臓が止まると死を迎えることから、「心」は心臓にあるのではとの考えも永らく存在していました。ヒンズー教やユダヤ教の

聖典をはじめ、そのような文献や伝承も多くみられるところです。

●心臓移植をすると、意識は伝承される？

ところが、ここへきてスタンフォード大学の関連機関ハートマス研究所では、新事実を発見しました。従来から、胎児の心臓が脳の形成前に鼓動を始めることが知られていましたが、ハートマスの研究者は、わずか4万個ほどの極小の脳細胞群ながら「**心臓自身が脳を備えている**」という事実を発見したというのです。

人間の心臓の電磁場は2.5〜3mのトーラス体と呼ばれるドーナツ形状をなしており、その中にある小さなトーラス体の中に空間があり、心臓外科医の間でも「触ると患者は即死し、蘇生できない」といわれている箇所と一致しているといいます。

このことから、心臓移植によって、ドナー(提供者)の意識も伝承されたとの報告もあるのです。意識は、膨大な情報を統合したものであると云いますが、逆にいうと、ある身体システムが情報を統合できるなら、そのシステムには「意識」があると認められるといえるでしょう。

64　95%の決定は無意識が行っている

　1983年、ベンジャミン・リベットは、私たちは意思決定する前に、脳が勝手に指令を出して身体を動かしていることを立証しました。

　有名な「**リベットの実験**」です。

　実験には、光の点が2.56秒で一周するという特殊な時計と指の動きを検知するセンサー、それに脳波測定器が用いられました。

　被験者は、その光の点を見つめ、ここぞと思ったときに手首を動かすのですが、脳では手首を動かしたタイミングより**0.35秒**ほど前に電気信号が始まっていたのです。

　つまり、脳は何かをする0.35秒ほど前には既に活動を開始していたことになります。

　プロ野球を例にとると、投手が投げる時速160キロの球はホームベースに到達するのに約0.4秒かかり、打者がスイングしてボールを当てるのにも0.3秒〜0.4秒かかりますので、スイングの意思決定は、投手が投げるより0.4秒程度は早くしなければなら

ないことになります。

そして、打者がボールを捉えたという感覚が意識に上がってくるのは、スイングはとうの昔に終わり、一塁へ走り出した頃になるという計算になるのです。

● **自由意志は存在しない**

ハーバード大学のパスカル・レオン博士らは、ボタンを右手か左手で押す実験で、右脳を頭蓋外部から磁気刺激したところ、右手を選ぶ確率がそれまでの60%から20%に落ち、本人の意志に関係なく意思決定が行われていることを実証しました。

また、ジョン・ディラン・ヘインズ博士は、被験者がボタンを押すことを決定する**7秒前**には、脳活動が高度な計画に関連する**前頭葉皮質**に移動し、その後すぐに感覚統合を司る**頭頂葉皮質**に移動したことをfMRIで観察したということです。

このように、自由意志は存在せず、**95%の意思決定は無意識**に行われていることが分かっていますが、その判断は、CMなどで直前に見聞きしたことや、脳が喜んだ過去の体験だといいます。

65　心停止後も数時間は意識がある

　2013年英サウサンプトン大学の研究チームは、英、米、オーストリアにある15カ所の病院で、心停止患者2,060人のうち蘇生した330人の中の101人に対し、聞き取り調査を実施しましたが、心停止から蘇生までのことは「わからない」という患者は僅か2％しかおらず、39％の患者は「明確な記憶はないが、意識があることを自覚」しており、46％の患者は「恐怖、暴力などのデジャヴ（既視感）を感じた、あるいは親族、動物、植物などの映像が浮かんできた」と答えているのです。
　一方、臨死体験を告白した患者は9％にとどまっています。
　この研究を率いたニューヨーク州立大学ストーニーブルック校付属病院の医師で蘇生医療の専門家であるサム・パーニアは、「**人間の意識は心停止後も数時間は存在する**」と明言しているのです。死亡後体内の細胞の酸素が失われて死ぬまでには時間があり、例えば、脳卒中では血液の脳への流入が止まってから最高8時間までは生きられるといいます。

●亡くなった人がお別れにくることも

また、**聴覚細胞は心停止後も生きている**ことが知られていますので、患者は**心停止後に家族が呼びかける声も聞こえている**ことになります。

パーニア医師は、意識が別のところにあるかについては分からないと言っていますが、危篤、あるいは死んだ人が、親しい人にお別れを言いにくることも可能となるのです。

「亡くなった人が亡くなる前後にお別れにきたという現象を経験したことは？」のWebアンケートでは、本人または親族に経験ある人が21%、30代女性に限ると44%もいるとの回答を得ました。

死者からのお別れの経験

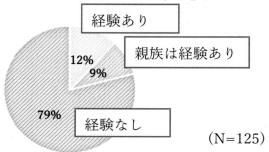

66　脳は太古の昔の記憶も引き継ぐのか

マウスを使った実験では、**親世代の環境情報が子世代に引き継がれる**ことが実証されています。

まず、雄マウスに特定の匂いをかがせて電気ショックを与えるという恐怖条件づけを行った後、その後生まれた子マウスに同じ匂いをかがせるのです。

すると、親世代の電気ショックを思い出したかのようにフリーズしてしまうといいます。

さらに、ノーベル賞受賞者の利根川進博士の実験では、記憶学習能力の低いマウスを作り出した後、そのマウスたちを2グループに分け、一方のグループはゲージで育て、もう一方のグループは広い遊び場で遊ばせ、たくさんの遊具がある環境で育てたのです。

すると、後者のグループのマウスの方が記憶学習能力の向上があったばかりでなく、その子世代のマウスの記憶学習能力も上がりました。

ただ、この効果は親世代が雄マウスであった場合は見られず、雌マウスであった場合にのみ見られたということです。

　このような次世代への環境記憶の移行は、ヒトやサルの霊長類にも見られるのではないかとされています。

　というのは、これまで蛇というものを見たことのないサルが、蛇を見ると恐れおののくという現象があるからです。

●蛇が怖いのは人類共通の意識か

　太古の昔、木の上で暮らす霊長類にとって、天敵は蛇でした。そこで、ヒトやサルは効率的に蛇がどこにいるかを見分ける必要があったのでしょう。

　これが、種としての記憶ともいうべき「**蛇ニューロン**」細胞です。蛇をこれまで見たことのなかったヒトやサルも、細長くてニョロニョロしたものが視界に入ると、これは危険だと感じて、驚いて飛び跳ねてしまいます。

　この「蛇ニューロン」は、人類共通の記憶であるともいえ、ユングのいう「集合的無意識」に該当するともいえるでしょう。

67　臨死体験は瀕死の脳の爆発的活動による

「**臨死体験**」というと、まず、幽体離脱、人生を振り返る走馬灯、トンネル体験、光体験、そしてお花畑や三途の川、故人や神との出会いなどが語られますね。

この臨死体験は、心停止から回復した人の9〜18％が経験しているといわれ、その内容は、本人が意識しなくても元々脳にあった記憶と重ね合わされて語られるため、信仰や国によって若干異なりますが、概ね一致しています。

これは脳内現象なのではと、様々な実験が行われていますが、インペリアル・カレッジ・ロンドン（ICL）のロビン・カーハート・ハリス教授の実験では、13名の被験者に対しDMT（ジメチルトリプタン）という強力な幻覚剤を使って幻覚症状を起こさせると、被験者は臨死体験と酷似する現象を体験したのです。

●ガンマ波が突発的に急増

また、米ミシガン大学では、4名の患者の生命維持装置を家族

の同意のもと停止させ、亡くなるまでの脳波測定を行いました。

　すると生命維持装置が外されて数秒後には「**ガンマ波**」(怒り、不安などの興奮状態のとき現れる)が急増したということです。加えて、このガンマ波は、意識の「**ホットゾーン**」と呼ばれる脳領域から始まっていることも判明しています。

　このホットゾーンは、脳の両側に存在する領域で、意識・思考・記憶に深く関与しているのです。また、脳活動の広がりを追跡すると、右脳と左脳を横断するように広がっています。

　右脳と左脳の横断的コミュニケーションは、記憶を呼び起こすのに重要と考えられていることから、臨死体験の「**走馬灯**」に関係しているのかもわかりません。また、ホットゾーンは幻覚や「**幽体離脱**」のときにも観察されるものであり、ホットゾーン内には、感覚情報を処理する領域が含まれていることから「**鮮やかな記憶**」に関連してくるというのです。

　かくしてこの研究では、臨死体験は、脳の酸素不足によるガンマ波の急増によって「**爆発的脳活動**」が起きるためと結論づけています(科学雑誌「PNAS」2023/5/1発行)。

68　あなたは霊が見えますか

　あなたは、「霊」を見たことがありますか?あなたの親族で見える人はいますか?というWebアンケートによると、「見える」人は7.3%、「今は見えないが、以前見えていた時期がある」人は5.5%、「自分は見えないが、親族に見える人がいる」が3.6%でした。

　この「霊」なるものが「浮遊霊」なのか、脳内現象なのか、あるいはその場所に焼き付きられた映像なのかはよくわかっていません。

　あらゆる思考、感情、発想は脳活動の産物であり、脳活動そのものが意識的な知覚であるという「一元論」がこれまでの科学理論の主流でした。脳は心であり心は脳であるという考え方ですね。

　ただ歴史的には、古代においてプラトンが唱える「死は、肉体からの心（霊魂）の分離であり、心は永遠に不滅である」という考え方が、また近現代においてはデカルトの言う「我思う、ゆえに我あり」に代表される考え方が主流となっていました。

　肉体とは別に、思考や判断を行う心が存在するという「二元論」

ですね。

　脳活動は意識的な知覚に関与しているが、心という非物質的存在は脳の外側にあり、両者は互いに影響しあっているといいます。

　この二元論は、近年息を吹きかえしてきました。蘇生医療のサム・パーニア博士は、「意識は脳とは別個の存在かもしれない」と語っており、精神医学のジム・タッカー博士は「物理世界とは別の空間に意識の要素が存在するに違いない。その意識は単に脳に植え付けられたものではない」と言っているのです。

●非業の死は生まれ変わりの確率が高くなる

　また、転生の学術的研究で有名なイアン・スティーヴンソン教授は「生まれ変わりと思われる事例」から、記憶、感情や体の外傷を来世に伝える媒体（この霊魂に似た媒体を「**心搬体**(サイコフォー)」と名付けた）が存在すると言っています。

　裏付けがとれた生まれ変わり例には非業の死を遂げた人が多く（67％）、そのためか身体的欠損や母斑（あざ）がある者が多いということです。

69　夢をコントロールする

　あなたは夢を見ているとき、これは夢だと自覚したことはありますか？これは「**明晰夢**」と呼ばれているものですが、Webアンケートでは65.5%の人が経験しています。

　この明晰夢はレム睡眠中に起きるのですが、通常のレム睡眠ではおとなしくしている**前頭領域**が活発になります。

　思考、問題解決、感情などを司る「**前頭前野**」と、知覚情報や注意力の処理と統合を担当している「**頭頂部皮質**」の活動が盛んになってくるのです。また、領域間のやり取りも覚醒時と変わらないといいます。

　さらに、電気的活動を計測する脳波計（EEG）を用いて調査したところ、脳の活動が目覚めている状態とレム睡眠双方の特徴を示す「**意識のハイブリッド（混成）状態**」、つまり、脳が覚醒中の領域と睡眠中の領域が共存している状態だというのです。

　夢は、通常思い通りの展開になりませんが、明晰夢の場合は夢の内容をコントロールすることも可能になります。ただ、夢をコ

ントロールできる人は30％程度と云われていますが。

●夢のなかで運動しても練習になる

　夢を操作できれば、怖い夢をやわらげることで就寝中うなされることもなくなり、熟睡することができます。身体の不調や不眠症の改善にも役立つでしょう。

　そして、明晰夢は、創造性を高め、本人が知らなかった自分についての理解を促すこともできるため、抱えている問題を解決することも期待できます。

　加えて、運動能力の向上も期待できるというのです。

　実験では、明晰夢のなかで活動したときの生理的変化は覚醒中とほぼ同じで、運動を始めると心拍数が上がり、感覚皮質の同じ領域が活発になることが確認されています（ザドラ著『夢を見るとき脳は』）。

　この明晰夢を意図的に見るには、日常生活の中で、常に「これは夢なのか」と自問すること、深夜目が覚め再び眠りにつくとき、「これから明晰夢を見るぞ」と言い聞かせることです。

70　私が私であることが分かるのは

　私が私であることがわかるという意識のことを「**自己意識**」と呼んでいます。

　この意識は、チンパンジーやオラウンター、ゾウやイルカなどにもあることが実験で分かっていますが、人間の赤ん坊の場合は、1歳半から2歳ででき、鏡を見るとこれが自分だと分かるようになるということです。

　しかし、私たちは、どうして自分が自分だと分かるのでしょうか。就寝中は意識がなくなりますが、もし寝ている間に映画やアニメでよくあるように他人と体が入れ替わっていたら意識は新しい体に入るのでしょうか。

　実際、私たちの体は、細胞レベルでは毎日少しずつ入れ替わり、**10年前の私の身体と今の私の身体は全く別**なのですが。

　鍵は「**連続性**」にあります。私たちの意識脳が入力を受ける際には、無意識で既に処理された状態のものがほとんどなのですが、意識脳は、それをあたかも最初から自分で計画して次々に実行し

たものだと思っているのです。

●小学校時代の出来事を思い出せれば自己意識あり

さらに、脳が連続した自己があるに違いないと解釈してしまうのは、「**エピソード（出来事）記憶**」の存在があります。

小学校や中学校の同窓会に行くと、先生やクラスメートの名前と顔ばかりでなく「○○君からこんなこと言われた」「給食の○○がおいしかった」といった出来事を事細かく思いだし盛り上がりますね。

この「エピソード記憶」を覚え続けているからこそ、私は私であると認識できるのです。

記憶は「**海馬**」でつくられ、**側頭葉のデータ貯蔵庫**に貯めこまれるのですが、大人になってからの経験は、その上に「**意味記憶**」として記憶されるため、頻繁に出し入れしないと思いだしにくいのです。「えーと、誰だっけ」と。

このように、子供の頃の体験を思い出すことができるのが、私が私である証拠なのです。

71　意識の元はみんなとつながっている

あなたは、誰かのことを考えていたら、丁度その人から電話やメールがきた、場合によっては訪問を受けたことはありませんか。

このような原因不明の偶然の一致を「**共時性**」（シンクロニシティ）と呼ぶのですが、**カール・ユング**は、この共時性を始めとして、人の心に生じるイメージや夢を生み出す無意識には、人類全体に共通する「**集合的無意識**」が存在すると考えました。

先に**ジークムント・フロイト**は、「無意識」という概念を提唱していましたが、フロイトの言う無意識は「**個人的無意識**」であり、意識から忘れられたり、回避されたりしたもので、意識を創造する母体であると解釈したのです。

これに対し、ユングの「集合的無意識」は個人的ではなく、人類全体に共通する意識で宇宙意識にもつながっている可能性があります。

ただ、フロイト派の精神分析医のなかには、この集合的無意識を「親族的無意識」「民族的無意識」「普遍的無意識」の3つに分

類している研究者もいますが、親族や民族の間では、無意識の結びつきがより強力だからでしょう。

●よく当たる占い師は集合的無意識にアプローチ

なお、ユングは東洋哲学にも精通しており①集合的無意識との対話は**瞑想法**によって可能である②「易経」の「**卦**」は集合的無意識からのメッセージである③人間の意識と無意識が完全に一体となるのが仏教の「**悟り**」の境地であるとも言っています。

「集合的無意識にアプローチできる占い師はよく当たる」と云われていますが、ユングの考えと一致しているのです。

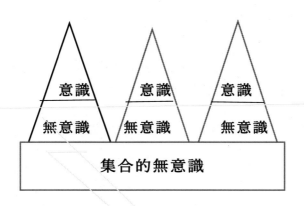

72 脳は量子コンピュータ

「意識」は、ニューロンを単位として電気信号から生まれるとされていましたが、これを真っ向から否定し、ニューロン内部にある「**微小管（マイクロチューブ）**」（中空の円筒形をした細胞骨格の中心を占める蛋白質）を通して客観的に勝手に生まれるという「**Orch OR 理論**（統合された客観的収縮理論）」を提唱したのが、ブラックホールの存在を明らかにして 2020 年のノーベル物理学賞を受賞したロジャー・ペンローズ博士と麻酔科医のスチュワート・ハメロフ博士です。

● **意識はマイクロチューブ内の量子振動**

量子の世界では、遠く離れた場所にある量子も相互に絡み合い影響しあっており（「**非局所性**」）、初めは波と粒のように重ね合った性質の量子も「**観測**」によって、一つの状態（粒）になる（「**波動関数の収縮**」）とされています。ペンローズは、この収縮は観測によるのではなく、重力の作用によって自発的に生じる（客観的

収縮）としているのです。原子や分子は重力が弱いために重ね合わさった状態が長時間持続しますが、より強い重力場をもつ大きな物体は短時間しか持続せず波長から粒子に収縮するといいます。

そして、「意識」は「微小管」において波動関数が収縮する過程で**自然に発生**するものであり、意識の本質はニューロン内の「微小管」の**量子振動**である（「**量子意識理論**」）と言っているのです。

また、「微小管」は、光の粒子である「**光子（フォトン）**」に反応しており、脳が別々の場所で知った情報を結びつけています。

この「微小管」の中心小体は、光子を検出して特定の方向に光を向けており、「微小管」は量子光学デバイスであり、量子の振る舞いを信号に変換するコンバーターでもあるというのです。

さらに、ニューロンの内部では、この「微小管」と**樹状突起**が**ネットワーク**を構成し、他の細胞と相互接続するために**シナプス**を用いてやり取りしており、脳はいわば「**量子コンピュータ**」であると述べています。

なお、「量子意識理論」は、2024年8月米ウェルズリー大学の麻酔薬を使った実験では裏付けられたとのことです。

73　ＡＩと脳が融合すると

「AI（人工知能）」は、専門家の間では「**機械学習**」と呼ばれているように、計算したり記憶したりする従来のコンピュータと異なり、日々学習し、人間より速く正確に意思決定ができるようになります。

そのため、将来は仕事の多くがAIにとって代わるだけでなく、AIが人間の知能を超える**シンギュラリティ（技術的特異点）**に到達した暁には、**AIが人間を支配する**ような時代が来るのではと云われていますが、ホーキング博士も「AIは危険と隣り合わせであり、完全に人間の代わりになるのではないかと恐れている」というメッセージを遺しているのです。

現在のところ、AIが最も活用されているのは、医療分野ではないでしょうか。AIを使った病気の画像診断をはじめ、脳のビッグデータを、AIを使って解読して脳活動のパターンに応じて特定の脳領域に人工的に刺激を与えることで、パーキンソン病やうつ病を治療することも可能とされています。

さらに、注目を集めているのが、イーロン・マスクらが「AIとの共生」を最終目標として設立した「ニューラリンク」が開発した「BCI（ブレイン・コンピュータ・インターフェイス）」です。

●脳にコンピュータを埋め込む

手術ロボットにより、脳の運動意思を司る部位にコイン大のインプラント（人間の髪の毛より細い64本の糸に分散された1,024個の電極）が埋め込まれると、このインプラントが脳の信号を記録し、そのデータを解読するアプリにワイヤレスで送信される仕組みだといいます。

この**脳にコンピュータ・チップを埋め込む**という画期的な試みは、従来のサル・豚・羊から人間にもできるようFDA(米国食品医療品局)の許可がでて、2030年までには2万2000人に対して実験を行うことが予定されているのです。

当面の医療目標は、頸髄損傷やALS（筋萎縮性側索硬化症）で四肢麻痺のある患者が、脳を使ってパソコンのカーソルやキーボードを操作できるようになることだとしています。

74　あなたのコピーが実現する日は近い

2050年までに今のあなたと全く同じ脳をもったもう一人の、いや何人ものあなたが**仮想現実(VR)の世界で生活**しているという時代が到来するかもわかりません。

現実のあなたは、寿命が尽きれば死ぬことになるでしょうが、あなたのコピーは、永遠に生き続けることができるのです。

そのためには、あなたの「**意識**」を**機械（コンピュータ）にアップロード**することが必要になります。幼少期の思い出から、身につけた技術、言葉、スポーツや楽器演奏能力、そして状況判断能力や意思決定時の性向など全てを機械に移行するのです。

●脳と機械をつないで意識を移行

東京大学大学院工学系研究科の渡邉正峰准教授は、人間の脳半球と機械をつなぐという方法で移行する実験を行っています。

まず、人間の右脳と機械の左脳、及び人間の左脳と機械の右脳をつなぎ、意識を統合し、記憶を共有させるのです。次に、機械

の右脳と機械の左脳をつなぐことにより、人間の意識が機械に乗り移ることになります。

あとはＶＲ（仮想現実）、あるいは人型ロボットと組み合わせることによって、**コピー人間**は完成です。ＶＲやロボットについては、現在でも実現可能な水準まで来ていることから、脳のコピーさえできれば、不老不死を手に入れることができることになります。

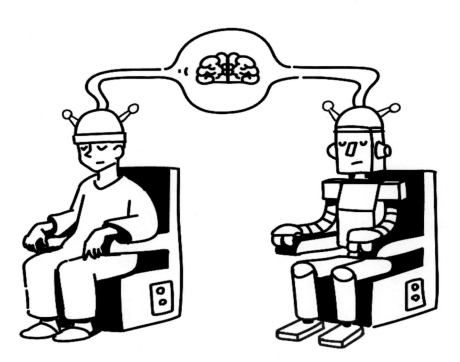

75　宇宙の全情報が記録された場が存在する

　「量子真空」(宇宙空間)の中に、宇宙のすべての情報が記録されている「**ゼロ・ポイント・フィールド**」と名づけられた場があるというのが「ゼロ・ポイント・フィールド仮説」といわれるものです。

　ここには、**宇宙誕生からの過去、現在、未来の全情報**だけでなく、生物の情報、さらには我々**個々人が体験**したことも、波動情報として「ホログラム原理」(三次元のイメージを再現するために必要な全情報を二次元の面にコード化)によって記録されているといいます(「**アカシックレコード**」)。

　同じ波動エネルギーでもＴＶや無線の電磁波は時が経てば消失しますが、この「ゼロ・ポイント・フィールド」は宇宙の源でもある**量子エネルギーの場**であるため、エネルギーの減衰は起こらず、このフィールドに記録されている「波動情報」は**永遠に残る**のです。

　この「ゼロ・ポイント・フィールド」に記録された情報は、自

己の情報だけでなく、他人の情報も一部読み出すことができます。

●当たり馬券を知ることも可能

このフィールドは人間の「無意識」とつながっており、脳内の「**松果体**」が受信機の役割を果たしているようです。とすると、このフィールドから情報を読み取ることができれば、週末に開催予定の競馬の当たり馬券を事前に知ることも可能となります。

また、前世の記憶と称しているものの多くは、この「ゼロ・ポイント・フィールド」にある過去の人の情報を読み取ったものなのかもわかりません。

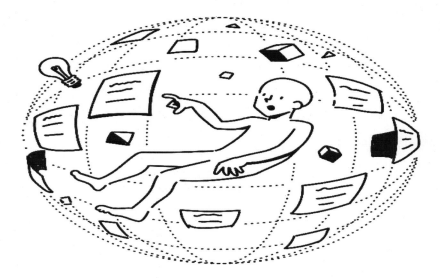

76　あなたは別世界でも存在する

　あなたは、**複数の別世界で生活**をしているかもわかりません。映画「エブエブ」(2023年アカデミー賞受賞作品)のように、それぞれの世界では、職業も恋人も違っているかもわかりませんが、あなたであることは変わりないのです。

　このようにある世界（時空）が分岐し、並行して存在する別世界のことを、「**パラレルワールド**」（並行宇宙）と呼ばれています。

　この「パラレルワールド仮説」は、元々**量子力学**のパラドックスを解決するために生まれた理論です。

　量子は波と粒の2つの性質をもっているため、観測することにより一つに確定する(ボーアの「**コペンハーゲン解釈**」)というのですが、観測する前は複数の状態が存在していたのではないかという疑問が生じます。そこで、観測するごとに様々な可能性の世界に別れていく(エヴェレットの「**多世界解釈**」)と考えれば解決するのではないかというのが「パラレルワールド」です。

　これに対し、物理学者の多くは、確かに超ミクロ（量子）の世

界では認められても、現実のマクロの世界に当てはめることはできないと異議を唱えています。

● マクロとミクロの世界の壁がなくなると

しかし、そもそも**全ての物質は素粒子で構成**されており、さらに今日**ナノテク**が発達し、一個一個の原子を操作できるようになり（60個の炭素原子を結合したバッキーボールなど）、ミクロとマクロの世界の壁がなくなってきつつあるのは明らかです。

そのため、改めて「パラレルワールド仮説」が脚光を浴びることとなりました。ノーベル賞受賞者のスティーヴン・ワインバーグは、ラジオに例えて、**部屋にはたくさんの電波が飛び交っているが、受信したひとつの周波数の電波しか聞こえないのと同じだ**と言っています。また、それぞれの世界ではエネルギー量とエネルギー量に比例した周波数（振動数）が異なるので相互に影響し合わないというのです。よく、「**思いが強いほど成功する**」と云われますが、これも**意識の源であるフォトン(光子)**のエネルギー量が高ければ、高い周波数帯の現象が実現するということでしょう。

77　この世は全て仮想現実の世界

　あなたは、**ビデオゲームのなかの住人**なのかもわかりません。2003年オックスフォード大学の哲学者ニック・ボストロムは「この世界は**コンピュータ・シミュレーションのなかにある**」という「**シミュレーション仮説**」を発表しました。

　コンピュータを操作しているのは、超科学文明の未来人、あるいは宇宙人、これを題材にした映画「**マトリックス**」ではマシン（AIロボット）でしたね。

　一見突拍子もない説のようですが、仏陀の「あらゆる現象は本質的に存在するものでなく鮮明な鏡に映る姿のようなものである」と符号しており、**アインシュタイン**も「**現実は幻覚にすぎない**」と言っているのです。

　「死後の世界などない」と言っている**ホーキング博士**もこの説については「**50%あり得る**」と言っていますし、**イーロン・マスク**に至っては「これが真実でない確率は数十億分の1にしかすぎない」とまで言っているのです。

●**コンピュータ・シミュレーションは近未来に可能**

その根拠としては、まず**量子力学の原理**(人間が見ているときとみていない時とでは結果が異なるなど)と整合性があること。また、我々は脳に投影された像を見ているにすぎなく、認識している世界は**脳内現象**であること。そして何より、**コンピュータで宇宙創造から全世界の出来事をシミュレーションすることは、現在の人間でもあと30年もすれば可能**になるということです。

従って、我々よりも発達した技術をもった宇宙人等がコンピュータ・シミュレーションをしていても不思議ではないといいます。

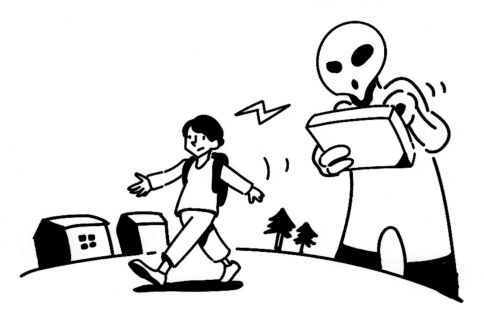

「意識脳」まとめ

◎95%の決定は、無意識が行っている
◎心停止しても家族の声は聞こえている
◎臨死体験は、瀕死の脳の爆発的活動
◎生まれ変わりは非業の死の人が多い
◎夢のなかで運動しても練習になることも
◎無意識は他人の脳と繋がっている部分も
◎脳は量子コンピュータ
◎脳に埋め込まれたチップは信号を記録
◎脳のコピーが可能になる日は近い
◎全個人情報が保存されている場がある
◎あなたは別世界でも存在するかも
◎あなたはテレビゲームの中にいるのかも

参考文献

池谷裕二［2013］『脳には妙なクセがある』扶桑社

池谷裕二［2024］『夢を叶えるために脳はある』講談社

石井健資［2012］『宇宙パラレルワールドの超しくみ』ヒカルランド

大竹文雄・田中沙織・佐倉統［2012］『脳の中の経済学』ディスカバー21

河邑厚徳・林由香里[1993]『チベット死者の書』日本放送出版協会

木内鶴彦［2014］『臨死体験が教えてくれた宇宙の仕組み』晋遊舎

毛内拡[2022]『面白くて眠れなくなる脳科学』PHP

小泉修平[2020]『行動経済学クイズ100撰』三恵社

小泉修平[2022]『行動経済学人を動かす88の原理』三恵社

今野健一［2010］『死後の世界を突きとめた量子力学』徳間書店

坂上雅道監修［2022］『すごい脳科学』総合法令出版

更科功［2018］『絶滅の人類史』NHK出版

高村陽太郎[2013]『認知心理学』放送大学教育振興会

田坂広志［2022］『死は存在しない』光文社

天外伺朗[2005]『ここまできたあの世の科学』祥伝社

中野信子［2019］『悪の脳科学』集英社

中野信子［2023］『脳の闇』新潮社

中野信子［2023］『脳の使い方100』宝島社

中野信子［2023］『科学がつきとめた運のいい人』サンマーク出版

萩原一平［2013］『脳科学がビジネスを変える』日本経済新聞社

真壁昭夫・中野信子[2020]『脳のアクセルとブレーキの取扱説明書』白秋社

三上章充[2022]『脳の教科書』講談社

村松大輔［2022］『量子力学的パラレルワールドの法則』サンマーク出版

茂木健一郎［2005］『脳の中の人生』中央公論新社

茂木健一郎［2020］『クオリアと人工意識』講談社

米田晃＆前田豊[2016]『意識科学』ナチュラル・スピリット

理化学研究所・脳科学総合研究センター［2016］『つながる脳科学』講談社

渡邉正峰［2017］『脳の意識・機械の意識』中央公論新社

A・ハンセン(久山葉子訳)[2020]『スマホ脳』新潮社

A・ハンセン＆M・ヴェンブラード(久山葉子訳)[2024]『メンタル脳』新潮社

A・ガディ（石垣賀子訳）［2016］『パワーポーズが最高の自分を創る』早川書房

A・ザドラ＆R・スティックゴールド（藤井留美訳）［2021］『夢をみるとき脳は』紀伊国屋書店

E・スウェーデンボルグ(柳瀬芳意訳)[1980]『霊界日記』静思社

E・ラズロ（吉田三知世訳）［2005］『叡智の海・宇宙』日本教文社

E・ラズロ（吉田三知世訳）［2008］『生ける宇宙』日本教文社

E・ロウ［2016］『死んだ後には続きがあるのか』扶桑社

C・チャブリス＆D・シモンズ（木村博江訳）［2011］『錯覚の科学』文藝春秋

D・イーグルマン（大田直子訳）［2016］『あなたの知らない脳』早川書房

D・カーネマン（村井章子訳）［2012］『ファースト＆スロー上・下』早川書房

J・アイバーソン（片山陽子訳）［1993］『死後の生』日本放送出版協会

J・B・テイラー（竹内薫訳）［2012］『奇跡の脳』新潮社

J・マクタガート（野中浩一訳）［2004］『フィールド響き合う生命・意識・宇宙』河出書房新社

M・カク（斎藤隆央訳）［2006］『パラレルワールド』日本放送出版協会

M・ガブリエル（清水一浩訳）［2018］『なぜ世界は存在しないのか』講談社

M・グラツィアーノ（鈴木光太郎訳）［2022］『意識はなぜ生まれたか』白揚社

M・マッスィミーニ＆G・トノーニ（花本知子訳）［2015］『意識はいつ生まれるのか』亜紀書房

O・サックス（大田直子訳）［2014］『見てしまう人々』早川書房

R・ペンローズ（林一訳）［1994］『皇帝の新しい心』みすず書房

R・ペンローズ（竹内薫訳、茂木健一郎解説）［2006］『ペンローズの量子脳理論』筑摩書房

R・バーク（竹内薫監訳）［2021］『われわれは仮想世界を生きている』徳間書店

S・アイエンガー（桜井裕子訳）［2010］『選択の科学』文芸春秋

<三恵社の本>

行動経済学　人を動かす８８の原理

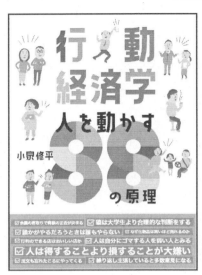

・誰かがやるだろうときは誰もやらない

・繰り返し主張していると多数意見になる

・会議の席取りで商談の成否が決まる

・注文も忘れたころにやってくる

・行列のできる店はおいしい店か

・人は得することより損することが大嫌い

・人は自分にゴマする人を弱い人とみる

定価1,900円+税（電子書籍1,672円）

行動経済学クイズ100撰

～世界の大学生を熱狂させた心理クイズ１００問収録～

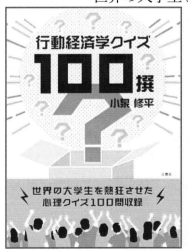

第1章　直感のメカニズム

第2章　ヒューリスティクス

第3章　プロスペクト理論

第4章　ゲーム理論

第5章　消費者心理

定価1,800円+税　（電子書籍1,584円）

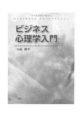
[電子書籍]ビジネス心理学入門

不合理な意思決定、消費者行動、ブランド心理、広告心理など

電子書籍 1,650 円

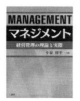
[電子書籍]マネジメント〜経営管理の理論と実際

経営管理理論、経営組織、ビジネスモデル、経営管理会計など

電子書籍 1,650 円

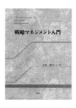
戦略マネジメント入門

経営基本戦略、人的資源管理、生産・技術管理、経営財務など

定価 1,905 円+税　（電子書籍 1,650 円）

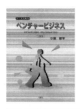
ケーススタディ・ベンチャービジネス

タイムシェアモデル、CALS モデル、カラオケ、社内独立制など

定価 1,619 円+税　（電子書籍 1,430 円）

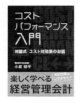
[電子書籍]コストパフォーマンス入門

〜楽しく学べる経営管理会計〜【対話式】コスト対効果のお話

電子書籍 1,320 円

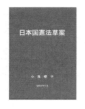
[電子書籍]日本国憲法草案

国防軍、兵役義務、緊急事態条項、憲法裁判所など新憲法私案

電子書籍 1,100 円

著者紹介

小泉　修平（こいずみ　しゅうへい）

　1947年神奈川県生まれ。65年松山東高校卒業。69年神戸大学経済学部卒業、サントリー㈱入社。72年中小企業診断士登録。77年経営コンサルタントとして独立。㈱日本経営振興協会取締役。87年㈱日本経営システム設立、代表取締役。その間大阪市立大学で法学士、大阪大学大学院博士前期課程修了（MBA）。2006年甲子園大学現代経営学研究科教授。09年大阪産業大学経営学部特任教授。11年大阪夕日丘短大食物栄養学科・大阪経済大学経営学部・同大学経営学研究科非常勤講師を兼務。現在、㈱日本経営システム、チーフコンサルタント。心身統一合気道2段。

　主な著書に『新規事業に成功する本』『5年後ビジネス新図式はこうなる』『予測理論早わかり読本』『5年後の未来』『販売予測の全技術』（以上、PHP研究所）『誰でもできる予測の技術』（東急エージェンシー）『会社を興す』（中経出版）『社内カンパニー制』『独立採算制』『経営イノベーション手法ファイル』『取締役新業務完全便覧』（以上、アーバンプロデュース）『ケーススタディ・ベンチャービジネス』『戦略マネジメント入門』『マネジメント～経営管理の理論と実際～』『ビジネス心理学入門』『行動経済学クイズ100撰』『行動経済学人を動かす88の原理』）（以上、三恵社）など。

　電子書籍：『コストパフォーマンス入門』『日本国憲法草案』（以上、三恵社）など。
YouTube：「桶狭間の戦いにみる弱者の戦略」「最先端科学でみたパラレルワールド」「折衝・説得の心理学」「ビジネス心理学講座」「行動経済学クイズ」「日本国憲法草案」
HP（日本経営システム大阪）http://jms.world.coocan.jp

面白すぎて誰かに話したくなる 脳のお話

2024年11月29日発行

著　　　者　　小泉 修平

発　行　所　　株式会社 三恵社

　　　　　　〒462-0056　愛知県名古屋市北区中丸町2-24-1
　　　　　　TEL.052-915-5211　　FAX.052-915-5019
　　　　　　URL https://www.sankeisha.com

本書を無断で複写・複製することを禁じます。
乱丁・落丁の場合はお取り替えいたします。
ISBN 978-4-8244-0031-4　C3043